AF610307

NOTIONS GÉNÉRALES

ET ÉLÉMENTAIRES

D'HYGIÈNE ET DE PUÉRICULTURE

Suivies de quelques préceptes simples
des premiers soins à donner aux malades et blessés

A L'USAGE DES ÉCOLES MÉNAGÈRES COMTOISES
DES FAMILLES OUVRIÈRES & PAYSANNES

PAR LE

Dr J.-C. COLARD ✻, O. I. ✿

MAIRE D'ORNANS

CONSEILLER GÉNÉRAL DU DOUBS

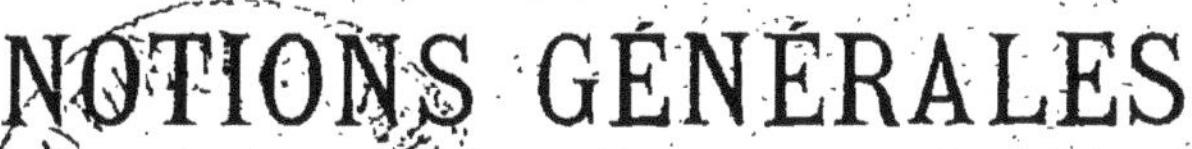

BESANÇON

IMPRIMERIE J. MILLOT ET Cie

20, Rue Gambetta, 20

1913

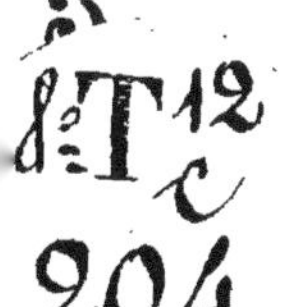

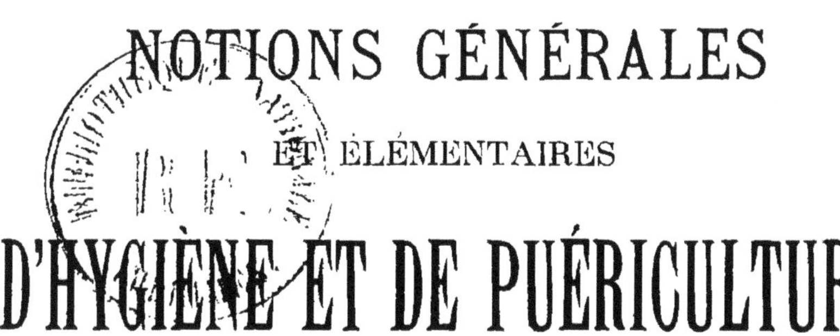

NOTIONS GÉNÉRALES

ET ÉLÉMENTAIRES

D'HYGIÈNE ET DE PUÉRICULTURE

Suivies de quelques préceptes simples
des premiers soins à donner aux malades et blessés

A L'USAGE DES ÉCOLES MÉNAGÈRES COMTOISES
DES FAMILLES OUVRIÈRES & PAYSANNES

PAR LE

Dr J.-C. COLARD ✻, O. I.

MAIRE D'ORNANS

CONSEILLER GÉNÉRAL DU DOUBS

BESANÇON

IMPRIMERIE J. MILLOT ET Cie

20, RUE GAMBETTA, 20

1913

AVANT-PROPOS

Selon le désir et la demande du savant et dévoué professeur départemental d'agriculture, M. Rousset, j'ai accepté de présenter sous la forme la plus simple, en quelques leçons, les questions d'hygiène et de puériculture qui peuvent intéresser notre population agricole et ouvrière.

Comme l'abeille, j'ai butiné un peu partout de fleur en fleur, c'est-à-dire dans les meilleurs ouvrages sur la matière et chez les auteurs les plus autorisés de notre époque. Heureux je serai si j'ai pu me faire comprendre et surtout si j'ai pu être utile à cette catégorie de la population au milieu de laquelle je suis né et j'ai vécu déjà trente-cinq ans de ma vie active.

Dr COLARD.

NOTIONS GÉNÉRALES

ET ÉLÉMENTAIRES

D'HYGIÈNE ET DE PUÉRICULTURE

PREMIÈRE PARTIE

HYGIÈNE

DÉFINITION, DIVISION, CLASSIFICATION

L'expression hygiène vient du mot grec, ὑγιεινὸς, sain ; c'est cette partie de la médecine qui traite des moyens de conserver la santé de l'individu (hygiène privée) et la santé des collectivités (hygiène publique).

L'hygiène publique est réglementée par le pouvoir administratif qui applique les lois élaborées sur la matière avec l'aide des comités consultatifs, des commissions départementales et des commissions sanitaires régionales.

La santé, objet de l'hygiène, est l'état dans lequel il y a exercice régulier de toutes les fonctions.

Les différentes méthodes d'étude et de classification des éléments de l'hygiène ont été le plus souvent basées sur les sciences qui s'y rattachent et principalement sur la physiologie (jeu des organes à l'état sain). Dans ce traité élémentaire, c'est la classification de Royer-Collard qui sera adoptée parce qu'elle est simple, claire, et qu'elle ne nécessite pas un bagage de connaissances scientifiques trop étendu.

De cette classification du savant professeur de la Faculté de Paris seront extraites les questions pratiques qui paraissent être les plus utiles à l'instruction de celles qui, un jour, seront appelées au noble devoir de diriger une famille et de donner à la Patrie des sujets robustes, sains et intelligents ; la santé du corps est la santé de l'esprit : *mens sana in corpore sano.*

Royer-Collard divisait l'étude de l'hygiène en deux parties :

1° Sujet de l'hygiène ;

2° Matières de l'hygiène.

Le sujet de l'hygiène comprend, selon cet auteur, l'étude de l'âge, du sexe, des tempéraments, de l'hérédité, des races, des professions.

Les matières de l'hygiène sont : les *circumfusa*, les *applicata*, les *ingesta*, les *gesta*, les *percepta*, les *genitalia.*

Dans ce dernier chapitre seront étudiés l'accouchement, la lactation, accompagnés de quelques données de puériculture.

Des âges

L'âge est le temps qui s'est écoulé depuis la naissance.

Vulgairement on divise les âges en : *enfance, adolescence, âge viril et vieillesse.*

Ces divisions sont faites pour faciliter cette étude ; on ne doit pas y attacher plus d'importance qu'elles en méritent.

Actuellement, la plupart des hygiénistes ont divisé les âges en :

1° Epoque de la naissance,

2° Première enfance (de la naissance à 2 ans),

3° Seconde enfance (de 2 ans à 12, 15 ans),

4° Adolescence ou puberté (de 12, 15 ans à 20 ans),
5° Adulte (de 20 ans à 60 ans),
6° Vieillesse (de 60 ans à la mort),
7° Epoque de la mort.

Naissance. — L'enfant qui vient de naître s'appelle nouveau-né. Les caractères de l'enfant nouveau-né relèvent de l'anatomie et de la médecine légale ; mais il n'est pas sans intérêt de signaler les caractères particuliers qui sont la conséquence du changement de milieu qui va influencer le petit être sortant des eaux de l'amnios pour faire son apparition au milieu de la lumière et de l'air atmosphérique. L'amnios est la plus interne des membranes qui entourent le fœtus.

Que se passe-t-il au moment de la naissance ? La peau est influencée par le contact de l'air qui est irritant pour le nouveau-né. Cette irritation, quand elle est légère, détermine une action réflexe sur le système nerveux qui va créer une fonction nouvelle, la respiration. Le poumon s'est déplissé douloureusement, la peau a été mordue par l'air ambiant. Rien d'étonnant si le petit être chétif qui vient au monde pousse, en y arrivant, des cris de douleur, précurseurs sans doute des souffrances qu'il aura à endurer sûrement dans le courant de son existence. Aussi, lorsque l'on a infligé la vie à un enfant, on se trouve vis-à-vis de cet enfant comme un débiteur vis-à-vis de son créancier, on a des devoirs envers lui. Il faut le protéger et soutenir sa faiblesse, sa santé délicate, car il semble que tous les fléaux, tous les périls qui pèsent sur l'humanité se donnent, tout d'abord, rendez-vous autour du berceau de l'enfant, et que cet être chétif, débile et faible, pour conquérir le droit à la vie, doive triompher, dans sa débilité, de toutes les chances de mort qui l'entourent.

Après la respiration, une autre fonction nouvelle s'établit : la calorification, qui résulte de l'absorption de l'oxygène par la muqueuse pulmonaire et de l'oxydation du sang dans la profondeur des tissus. Bientôt les voies digestives vont aussi recevoir des substances nouvelles dont elles n'avaient pas l'habitude. Tel le lait.

L'action de ces nouveaux et divers agents sur la peau, la muqueuse pulmonaire et digestive, explique suffisamment les accidents et les maladies nombreuses qui peuvent mettre en péril la vie de l'enfant nouveau-né.

L'action de l'air froid et humide sur la surface de la peau peut déterminer l'ictère, l'œdème ou endurcissement du tissu cellulaire sous-cutané.

L'action de l'air froid détermine souvent des ophtalmies et principalement l'ophtalmie purulente qui peut faire perdre la vue. Le froid déterminera également la bronchite, la broncho-pneumonie, l'entérite, surtout si la lactation n'est pas surveillée. La calorification, qui est encore peu énergique dans les premiers jours de la vie, diminue la résistance au froid. A toutes ces causes, si l'on ajoute le défaut de soins hygiéniques résultant de la misère, on comprendra pourquoi la mortalité des enfants du premier âge est si grande.

La loi Roussel a déjà porté remède à l'énorme mortalité des enfants du premier âge. La diffusion de l'hygiène et des principes de puériculture amèneront encore, il ne faut pas en douter, des améliorations considérables dans la lutte contre la mortalité infantile qui devient un véritable danger national.

Suivant les nations, les départements, les communes, la mortalité varie du 11, 20, 25 %. Mais où elle est la plus forte, c'est sur les enfants illégitimes. Dans l'Yonne, où la mortalité des enfants légitimes est de

25 %, la mortalité des enfants illégitimes est de 95 %. Mais il faut dire que ce département reçoit beaucoup de nourrissons de l'Assistance publique.

Indiquer les causes de mortalité, c'est faire œuvre d'hygiène.

1° Il faut prémunir l'enfant contre le froid, son ennemi.

2° Il faut éviter l'accumulation des enfants.

3° Soumettre l'enfant au genre de nourriture auquel il est destiné. Cette question d'allaitement sera traitée au chapitre : Puériculture.

Adolescence ou jeunesse. — C'est cette étape de la vie qui commence vers 12 ou 15 ans pour s'arrêter à 20 ans, époque où commence l'âge de virilité.

L'adolescent est doué d'une plus grande résistance aux influences extérieures que l'enfant. Mais il s'accroît : ce travail détermine quelquefois la fièvre de croissance.

Virilité. — C'est le laps de temps qui s'écoule de 20 ans à 60 ans. Les tissus ont acquis leur développement. L'homme ne s'accroît plus, il perd à peu près ce qu'il absorbe. C'est la période d'état de la vie. C'est à ce moment que l'homme a atteint sa taille, son poids et la plénitude de ses facultés intellectuelles.

Durée de la vie. — Si l'humanité savait se conduire suivant la nature et éviter toutes les causes de mort qui abrègent ses jours, elle vivrait, comme les autres espèces animales, à peu près quatre fois son développement. Or, ce développement n'est réellement complet qu'à 30 ans : l'homme devrait vivre 120 ans. Mais sa vie moyenne n'était, avant la Révolution, que de

33 ans, 63. Depuis, certains statisticiens l'élèvent à 35 ans, même 40.

Les inventions nouvelles, l'esprit de conquête coloniale, l'aviation, l'automobilisme, cette vie de plus en plus surchauffée ne va-t-elle pas amener, dans l'avenir, une diminution de la durée moyenne de la vie humaine, alors que l'hygiène de l'enfance et l'éducation avaient relevé le taux de l'existence ?...

C'est ce que l'avenir nous apprendra.

La longévité (1). — L'homme n'est pas très favorisé sous le rapport de la longévité. Il vit moins longtemps que le crocodile, que la baleine, que l'éléphant, que le faucon ; tout au plus sa vie atteint-elle la durée de celle du perroquet, du corbeau ou de l'aigle.

Les exemples les plus remarquables, mais avérés, de longévité ne dépassent guère 125 ans ; encore sont-ils exceptionnels. Ils sont déjà rares les hommes qui meurent entre 90 et 100 ans. Pourtant, d'après Flourens, la durée de la vie de l'homme devrait être de 100 ans ; en effet, la durée de la vie chez les animaux correspond en général à cinq fois le temps nécessaire à l'accroissement ; or c'est à 20 ans que l'homme est devenu un adulte. Les anatomistes disent 30 ans.

On peut, avec M. Legrand, accorder le titre de longévité aux individus qui dépassent 70 ans et celui de longévité exceptionnelle aux hommes qui dépassent 100 ans.

La durée moyenne de la vie est, en Europe, de 40 à 45 ans. Elle s'est d'ailleurs élevée fortement avec les progrès de l'hygiène. Ainsi, en France, elle était, avant

(1) *Journal international de médecine.*

1789, de 28 à 29 ans ; en 1825, de 32 ans ; en 1850, de 37 ans ; en 1881, de 40 ans.

Cet accroissement de la durée moyenne de l'existence ne veut pas dire que les longévités sont plus nombreuses. Elle tient surtout à la diminution de la mortalité infantile et de la mortalité des jeunes sujets frappés par les grandes maladies infectieuses ; elle tient aussi, malheureusement, à la diminution de la natalité qui diminue la proportion de la mortalité du bas âge. Cependant, il ressort, de la statistique de Dupré de Saint-Ram, ce fait consolant que le nombre des cinquantenaires est beaucoup plus élevé aujourd'hui qu'il y a un siècle ; en 1750, les cinquantenaires ne figuraient sur les tables de mortalité que pour 246 sur 1.000 ; en 1850, pour 422 ; en 1904, ils sont de 617 sur 1.000.

Les géants meurent jeunes en général ; nous savons aujourd'hui que ce sont des malades. Les nains peuvent au contraire parvenir à un âge avancé, témoin le général Tom Pouce, qui vécut 60 ans, et deux autres nains qui vécurent, dit-on, 103 et 110 ans. Les athlètes, les forts de la Halle meurent jeunes le plus souvent, mais c'est qu'ils sont épuisés par les excès. Les obèses sont emportés en général avant de parvenir à la vieillesse ; ils sont peu résistants.

L'excès de richesse et l'abus des plaisirs que permet la fortune nuisent à la santé et à la vie. La statistique des familles régnantes est déplorable au point de vue de la longévité. La moyenne de l'âge atteint par les souverains des deux sexes est de 58.7 ans ; celle des souverains est plus basse (56.6). Pour les rois de France elle a été de 52 ans. Les plaisirs de la table, auxquels beaucoup d'entre eux se sont adonnés avec excès, sont sans doute une des causes de l'abaissement de la durée d'existence. Philippe-Auguste, Charles VII, Jean le Bon, François Ier, Charles IX, Louis XII sont morts de l'abus de la table.

Louis XIV, Louis XVI et Louis XVIII étaient de véritables ogres et avaient les maladies de leur vice. En Angleterre, Edouard IV succombe à la suite d'excès de table ; Henri VIII meurt à 56 ans après une dernière orgie. Les menus qui nous ont été transmis ne nous laissent pas douter de ces excès alimentaires.

Des sexes

Le sexe est la différence qui existe entre l'individu mâle et l'individu femelle. Une fonction qui a une grande influence sur l'être femelle est la menstruation. La femme, tous les mois, à l'époque où l'ovule arrive à maturation, est en proie à une congestion des organes de la génération. L'ovule, contenu dans une petite vésicule appelée vésicule de Graaf, y détermine un gonflement, puis la rupture de cette vésicule ; cette rupture, accompagnée de la congestion générale des organes de la génération, détermine cette hémorragie mensuelle que l'on appelle les règles. Dans nos climats, les règles apparaissent vers 14 et 15 ans et disparaissent vers 47 à 50 ans. Cet état menstruel a une grande influence sur le système nerveux de la femme : elle est plus excitable, plus impressionnable. C'est à ce moment-là que les dames *ont leurs nerfs*. Il y en a qui les ont toujours. Elles sont dans leur rôle qu'elles ne peuvent abdiquer sans trahir leur nature. L'utérus domine leur système nerveux dans des oscillations périodiques et permanentes. Aristote, 400 ans avant Jésus-Christ, chef de l'école philosophique des péripatéticiens, disait déjà : *Mulier tota in utero*, « la femme se résume dans son utérus ». Par le fait même de sa constitution physiologique, la femme doit se défier de son utérus et les sociologues devraient en tenir un meilleur compte.

Fénelon, avec sa douceur, a écrit que la femme forte file, se cache, obéit et se tait. Le comte de Maistre disait aussi que le plus grand défaut pour une femme c'est d'être homme ; cela ne veut pas dire qu'il faut que la femme soit une médiocrité. Elle peut au contraire prétendre au sublime, mais au sublime féminin, puisqu'elle peut faire ce qu'il y a de plus excellent au monde : un honnête homme et une honnête femme. En un mot, la femme peut être supérieure comme femme ; quand elle veut émuler l'homme ce n'est plus qu'un singe. Par ce temps de féminisme, il est bon de rappeler à la plus jolie fleur de l'espèce humaine que la nature lui a confié des ovaires et un utérus pour perpétuer la race et pour lui donner le plus beau rôle : celui de devenir une bonne mère de famille et de faire de braves et robustes citoyens pour la Patrie.

La durée moyenne de la vie est un peu plus longue chez la femme que chez l'homme. Mais le cancer, la phtisie, les maladies nerveuses, les maladies des organes génitaux sont plus fréquents chez la femme que chez l'homme. Il naît plus de garçons que de filles. Les règles hygiéniques applicables aux deux sexes seront exposées dans l'étude des éléments qui composent la matière de l'hygiène.

Taille et poids moyens de l'homme. — La taille moyenne de l'homme en France est de 1 m. 65,7 et le poids moyen, en faisant abstraction du sexe et de l'âge, est à 30 ans de 44 kilogr. 7 gr. : pour la femme,

42 kilogr., pour l'homme, 44 kilogr. en chiffre rond, d'après Lélut, le savant médecin de Gy.

Vieillesse. — La vieillesse commence à 60 ans ; tout le monde connaît l'aspect et la fragilité du vieillard. Il doit éviter les émotions, les chagrins, les travaux intellectuels de longue haleine ; ils sont, comme les enfants, sensibles au froid. Les vieillards succombent aux suites de l'artério-sclérose, de la pneumonie. Donc, éviter les variations de température, surveiller le choix et la quantité des aliments à cause des conséquences fâcheuses que peut produire une indigestion.

La mort. — La mort survient par les poumons (asphyxie), par le cœur (syncope), par le cerveau (cessation de ses fonctions). L'homme s'éteint aussi par les progrès de l'âge, sorte d'épuisement général (mort naturelle). On a proposé comme signe de mort la brûlure qui donne une cloque gazeuse au lieu d'une cloque liquide, les injections de fluorescéine, la rigidité cadavérique, mais il n'y a encore qu'un signe positif de la mort, c'est la putréfaction. En conséquence, nécessité de faire visiter les décédés par un médecin avant d'inhumer pour éviter d'enterrer un vivant.

Constitution et tempérament ; idiosyncrasie. — La constitution est l'organisation particulière de chaque individu.

Le tempérament est le résultat général de la prédominance d'un organe ou d'un système sur l'organisme.

On admet, dans l'état actuel de la science, quatre sortes de tempérament : 1° le sanguin ; 2° le nerveux ; 3° le lymphatique ; 4° le bilieux. L'idiosyncrasie est une disposition spéciale à chaque individu qui détermine les répugnances, les inclinations spéciales. Il faut les respecter.

Le tempérament sanguin a donné des hommes tels que Mirabeau, Marc-Antoine, Richelieu, Platon. Le bilieux a donné des hommes comme Napoléon Ier, J.-J. Rousseau, Pascal, Robespierre, etc. Le tempérament nerveux est souvent l'apanage des faibles de constitution, des femmes, des jeunes filles impressionnables ; les individualités dotées de ce tempérament ont des alternatives d'énergie et d'abattement. Pour modérer le tempérament nerveux, il faut développer l'antagoniste : le système musculaire. Dans le tempérament lymphatique, Royer-Collard prétend que les globules rouges du sang sont en diminution. Ce tempérament prédispose à la mollesse, à l'atonie des organes, à la scrofule. Les lymphatiques doivent s'alimenter de légumes et de viande, boire un peu de vin, éviter l'humidité et le froid.

Hérédité

L'hérédité est cette disposition spéciale de transmettre à ses descendants, par voie de génération, sa nature, sa ressemblance, ses qualités, ses défauts et malheureusement ses tares.

L'hérédité peut être modifiée par les changements de milieu, l'amélioration de la constitution et par le croisement.

L'hérédité des états physiologiques c'est la transmission des formes extérieures, des traits de la face, de l'allure, de l'attitude ; cette ressemblance des enfants aux parents se fait remarquer souvent à une époque avancée de la vie. Le père transmet aussi à ses descendants ses ressemblances morales ; elles sont toutefois difficiles à constater, car elles peuvent être modifiées par l'éducation, mais il transmet les caractères de la race, de la nation, le tempérament.

L'hérédité des états pathologiques est la transmission des vices de conformation (pieds bots) et l'aptitude à contracter certaines maladies (tuberculose). La mère, dit-on, transmet la taille ; ce n'est pas toujours exact, mais il est certain qu'on transmet plutôt la prédisposition morbide. On peut modifier l'hérédité par le croisement. Ainsi un nègre et une blanche donne le mulâtre, le mulâtre et la mulâtresse donne le métis. Le mulâtre avec la blanche donne le quarteron au teint basané ; le quarteron avec une blanche donne l'octavon, moins basané, et ainsi de suite et *vice versa*.

Après le croisement, l'hygiène peut avoir d'autres moyens d'améliorer les constitutions ; chez les lymphatiques, les tuberculeux, l'allaitement doit être fait par une nourrice forte, brune, bien musclée ; l'alimentation sera convenable, climat maritime, héliothérapie ; l'éducation physique, le choix de la profession peuvent aussi modifier l'hérédité et améliorer l'individu, mais il faut s'y prendre de bonne heure au commencement de la jeunesse.

Des races

Les peuples qui couvrent le globe ne se ressemblent pas ; cette différence dans les caractères généraux, surtout dans l'examen du squelette, s'appelle la race. Il serait imprudent dans une étude sommaire de l'hygiène de remonter à l'origine des races et de chercher à savoir si l'homme est né, suivant la Genèse, par la simple volonté d'un Créateur, ou si l'origine de la vie a commencé sur notre globe par une simple cellule ; si cette cellule a été l'effet d'un ensemencement planétaire ; si de cette cellule primitive les êtres se sont succédé dans le monde suivant des lois immuables et éternelles de perfectionnement. Ces questions, qui touchent au Darwinisme et à la théorie de l'évolutionisme, ont été l'objet d'études savantes spéciales. Sans nous perdre dans les sommets de ces hautes considérations philosophiques et physiologiques, avec la plupart des anthropologistes modernes il sera admis qu'il n'a existé qu'un seul type humain primitif et que les variétés ont été le fait de l'influence climatérique.

Il existe sur le globe quatre grandes races présentant des caractères particuliers qui les différencient les unes des autres :

1° *Race blanche ou caucasique.* — Peau blanche, front large et haut, dents perpendiculaires à la mâchoire, cheveux fins, angle facial ouvert de 85° à 90° environ (Européens, Français, Allemands, Russes, etc.);

2° *Race jaune ou mongolique.* — Visage large, plat, nez épaté, teint olivâtre, narines découvertes, tête en pain de sucre, yeux obliques, angle facial 75° à 80°. Son berceau serait la chaîne de l'Altaï, montagne qui sépare la Sibérie du Thibet (Chinois, Japonais, Esquimaux, Lapons, etc.) ;

3° *Race américaine.* — Peau rouge cuivre, grands yeux, cheveux noirs et plats, angle facial 80° environ (Américains, Patagons) ;

4° *Race noire.* — Mâchoire inférieure en avant, prognathisme, nez épaté, front fuyant, cheveux crépus, angle facial 70° à 77°. Comprend Nubiens, Cafres, Hottentots, Papous, Ethiopiens, etc., etc. Cette race est rebelle à la civilisation. Les croisements ont donné cependant certains hommes de valeur dans la descendance (Alexandre Dumas, Cochinat, Toussaint Louverture qui fut prisonnier à Pontarlier).

Ces différentes races peuvent s'unir entre elles, mais les métis sont moins féconds, et elles vivent mieux sous le climat qui les a vu naître, mais cependant peuvent vivre partout

Des professions

Chaque profession a son hygiène spéciale, aussi ne peut-on, dans un exposé forcément restreint, qu'esquisser des généralités sur les professions les plus communes.

Les professions intellectuelles sont assez répandues, elles comprennent les écrivains, les copistes, les gens de bureau.

Les personnes rangées dans cette catégorie, outre les inconvénients inhérents à la station assise, sont souvent atteintes d'un tremblement, d'une crampe du pouce seul ou des trois premiers doigts que l'on appelle *crampe des écrivains.*

La position sédentaire peut développer les hémorrhoïdes, la constipation et l'embarras gastrique.

Les professeurs sont sujets à la laryngite granuleuse, l'aphonie, la tuberculose laryngée.

Les marins sont sujets au scorbut, aux maladies coloniales. La profession militaire à la fièvre typhoïde, rhumatisme, fatigues, anémie, nostalgie ou spleen.

Les ouvriers des manufactures respirent en général un air confiné, ils absorbent des poussières nuisibles. Le meunier est sujet à la bronchite ; le tourneur sur cuivre, bronze, à la tuberculose ; le peintre aux coliques de plomb ; le mineur et le terrassier de tunnel à l'ankylostome (anémie des mineurs, ankylostomiase du Saint-Gothard). La privation d'air pur détermine l'éclosion de quantité de parasites et la meilleure des professions est sans contredit la profession agricole, qui donne l'indépendance, la liberté, la vie de famille. Quand le fléau de l'alcoolisme n'a pas pénétré dans une région, on y trouve le bonheur à l'abri des corruptions des villes, l'aisance et la santé ; le paysan respire l'air pur, il se livre à un exercice musculaire salutaire, sa vie est calme, il n'a pas le souci du lendemain. Il peut, avec le poète latin Horace, répéter cette pensée :

Beatus ille qui procul negotiis
Arvis bobus exercet suis
Solutus omni fœnore.

« Heureux celui qui, éloigné des affaires et libre de toute dette, cultive avec ses bœufs le champ que son père lui a laissé. »

Des organes des sens

Les sens sont ces organes qui nous mettent en rapport avec le monde extérieur. Le sens du toucher est celui qui doit être étudié le premier parce qu'il fait l'éducation des autres.

C'est avec lui que nous connaissons la forme, la consistance, la température des objets qui nous environnent. Le pouce opposable est une perfection dans le toucher que l'on ne rencontre dans aucune autre espèce animale. Le meilleur instrument d'investigation du médecin est la main armée de ses doigts ; le meilleur instrument de reconnaissance qui guide sûrement le chirurgien dans nombre de cas est l'index. Nos yeux ont besoin de l'éducation du toucher pour nous renseigner. Je vois une pomme, elle est colorée, mes yeux me disent qu'elle est naturelle, qu'elle doit être mangée. Le tact arrive et m'apprend que je suis victime d'une illusion : elle est en cire. Les sensations que nous donne le tact sont transmises au cerveau par les nerfs centripètes terminés par des petits renflements que l'on appelle, en anatomie, papilles tactiles ou corpuscules de Pacini, Meissner, Wagner. Ces corpuscules existent en grand nombre dans la peau de la main, à la pulpe des doigts et sur la langue. Ce sont eux qui nous donnent la délicatesse du toucher. L'hygiène, donc, recommande, si l'on veut conserver la sensibilité du tact, de se laver les mains, de les abriter par des gants les jours de froid ou de grande chaleur, enfin d'éviter l'influence des acides, du tanin et du travail prolongé. Ces règles hygiéniques doivent s'appliquer surtout aux professions intellectuelles : écrivains, médecins, artistes. Le travailleur manuel, le cultivateur, ne peut évidemment pas prétendre à la sensibilité tactile, l'usage de la pioche, de la charrue et des travaux champêtres développent une couche cornée sur la peau qui émousse les nerfs sensitifs de la main et la délicatesse de la perception.

Le toucher nous donne la notion de la perspective. Cheselden, savant médecin anglais, a démontré que des aveugles de naissance recouvrant la vue, après opération d'une cataracte, commencèrent par voir tous les objets sur le même plan.

Odorat. — L'organe de l'olfaction a pour but de juger la qualité des corps et surtout ceux qui sont destinés à notre nourriture. On ne saurait trop répéter qu'il faut sentir avant d'absorber une substance. Certaines odeurs se dégagent la nuit, par l'humidité.

Le parfum des vins de Bourgogne se sent quand le vin est chambré.

Les émanations odorantes sont matérielles et, pour

être perçues, doivent être mises en contact avec la muqueuse nasale.

Certaines personnes ne peuvent sentir certaines odeurs sans avoir la migraine : c'est de l'idiosyncrasie.

L'odorat des femmes est plus sensible que l'odorat de l'homme.

Celui de l'enfant au sein est nul. Les aberrations de ce sens sont fréquentes. Les nerveux sont souvent poursuivis par des odeurs fort singulières. Telle odeur est agréable à l'un et désagréable à l'autre.

L'habitude joue un rôle, et on s'habitue aux odeurs même réputées mauvaises.

Chaque individu a son odeur particulière, et c'est pour cela que le chien reconnaît et retrouve son maître.

On reconnait à l'odeur les Chinois, les Arabes, les Indiens. Le pays lui-même a son odeur *sui generis*.

L'olfaction est souvent le complément du goût. Le gourmet hume le bon vin, les mets succulents avant de les manger.

Du goût. — Le goût est le sens qui perçoit les saveurs, son organe principal est la langue qui, innervée dans sa partie antérieure par le nerf lingual, donne la perception des substances salées et acides. Dans sa partie postérieure, c'est le nerf glosso-pharyngien qui donne, en s'épanouissant dans les papilles, la sensation des saveurs amères. Les pupilles de la langue sont des organes sensibles du tact. Ajoutons à cela que l'olfaction, en percevant les odeurs, perfectionne le goût, qui est un sens compliqué dans son exercice où il entre le tact, l'olfaction et les saveurs amères et acides et sucrées. Ce sens, par l'habitude, peut acquérir une éducation telle que le dégustateur devient quelquefois un virtuose recherché dans l'industrie de la cuisine, de la confiserie et le commerce des vins et liqueurs.

Si l'on veut conserver le sens du goût dans toute sa finesse, il faut s'abstenir de liqueurs fortes, de fumer, de chiquer et d'aliments pimentés.

Ouïe. — Si le goût est l'organe des saveurs, l'instrument du dégustateur et la joie du gastronome, l'ouïe est le sens du musicien, de l'orateur, l'instrument du langage ; c'est lui qui apprend à parler. Le vrai sourd de naissance est toujours un muet.

Cet organe est des plus délicats et des plus perfectionnés chez l'homme. Schématiquement, il se compose d'un canal creusé dans le rocher fermé par une petite peau de tambour appelé tympan ; du tympan part la chaîne des osselets : marteau, enclume, étrier, os lenticulaire ; l'étrier s'applique contre la fenêtre ovale, autre ouverture fermée par une membrane analogue au tympan derrière laquelle se trouve le labyrinthe, les canaux demi-circulaires remplis de liquide dans lequel vient s'épanouir le nerf acoustique, organe conducteur qui transporte les sensations et les vibrations au cerveau qui les perçoit.

Un organe composé de 30.000 petites cordes, appelé corpuscule de Corti, semble percevoir les sons, c'est-à-dire les vibrations réglées et scientifiques, musicales. D'autres petits organes semblent percevoir le bruit ; ils s'appellent les corpuscules de Max Schlutz.

Une caisse résonnante se trouve dans l'apophyse mastoïde.

Comme on le voit par ce schéma rapide, l'ouïe est un organe délicat et compliqué.

Son hygiène se résume à ne pas l'exposer à des

vibrations trop fortes qui pourraient crever le tympan (artilleurs, cloutiers, etc.). Dans ces professions, il faut recommander de placer un peu de coton hydrophile dans le conduit auditif externe pour amortir les chocs, et chez les cultivateurs ou ceux qui travaillent à la poussière, même précaution doit être prise pour empêcher la formation d'un bourrelet de cerumen qui, en se collant au tympan, empêcherait les vibrations de se produire.

Vue. — La vue a pour organe l'œil qui est un appareil de physique au fond duquel s'épanouit le nerf optique en une membrane appelé rétine. Les anatomistes décrivent dix couches de la rétine. Une seule intéresse l'hygiène, c'est la couche des bâtonnets et des cônes. Les physiologistes ont prétendu que les cônes percevaient les couleurs, les bâtonnets les formes. Les animaux de nuit : hibou, chouette, grand-duc, les taupes n'ont pas de cônes. Sur le centre de la section, en un point situé sur le grand axe de l'œil, se trouve la tache jaune. C'est là que vient se photographier l'image des objets extérieurs, comme sur une glace de photographe. Ces objets sont vus, si c'est l'image d'un homme, par exemple, la tête en bas, mais ils sont perçus dans leur sens réel parce qu'ils sont vus dans leur prolongement. Des appareils accessoires donnent l'accommodation. L'œil normal s'appelle emmétrope ; l'œil qui voit de loin, hypermétrope : la vision est confuse : le myope et le presbyte sont ceux qui ont la courbure du cristallin accentuée ou diminuée. La vue se corrige par des verres : concaves chez le myope et convexes chez le presbyte.

Dans un bureau, la lumière doit venir obliquement de gauche à droite ; en haut elle se réfléchit trop vivement sur le papier, vis-à-vis il en est de même, de droite à gauche la main projette une ombre incommode.

La lumière du jour trop vive doit être atténuée par des verres fumés, verts ou bleus : le vert est le moins fatiguant. L'électricité doit être atténuée par des verres de couleur pour le travail des yeux. La meilleure des clartés est sans contredit l'ancienne lampe Carcel, mais le progrès nous a imposé l'électricité, l'acétylène, le gaz, le bec Auer. Nos yeux finiront par s'acclimater, mais n'en sont pas plus solides pour autant.

DEUXIÈME PARTIE

MATIÈRES DE L'HYGIÈNE

CIRCUMFUSA — APPLICATA — INGESTA — GESTA — GENITALIA

De la chaleur

La chaleur est disséminée à la surface du globe par la radiation solaire. Suivant que les rayons du soleil frappent obliquement ou perpendiculairement la chaleur est plus intense. C'est pour cette raison qu'il fait plus chaud dans nos régions en été qu'en hiver. Aux tropiques la chaleur monte jusqu'à 50° en moyenne, car les rayons sont perpendiculaires à la surface terrestre.

L'homme supporte la chaleur, pourvu qu'elle ne soit pas trop élevée et qu'elle ne soit pas continue. Les sueurs qui inondent la peau favorise une évaporation bienfaisante qui, avec la respiration pulmonaire, maintient le corps de l'homme à sa température normale de 37°7. Lorsque la température de l'organisme atteindra 45° à 46°, la mort est inévitable : le sang se fluidifie, s'échappe des veines et des artères, amène des congestions, des hémorragies internes qui font succomber l'individu. L'insolation est un de ces phénomènes. On doit donc, en été, couvrir sa tête avec des coiffures légères pour maintenir la même chaleur de 37°. Le turban des Turcs est un très bon moyen, ainsi que le casque colonial.

La chaleur solaire développe son maximum d'intensité dans la zone torride, sous l'équateur, là où les rayons solaires sont perpendiculaires à la surface de la terre. Du pôle à l'équateur, on trouve les différents climats : froids, tempérés, chauds. Mais le climat et la chaleur d'un pays ne dépendent pas seulement de sa situation plus ou moins éloignée du pôle, plus ou moins rapprochée de l'équateur. La chaleur dépend aussi de l'altitude. Ainsi la ville de Quito, capitale de la République de l'Equateur, possède le même climat que Paris. Il est, comme on dit en géographie, sur la même ligne isotherme. Quito, en effet, est situé à plus de 1.000 mètres d'altitude, son climat est tempéré bien qu'il soit situé sous la zone torride.

En France, les hygiénistes ont divisé les climats en :

Vosgien. — Les habitants sont d'un tempérament lymphatico-sanguin, disposés au goître, aux phlegmasies.

Séquanien (Paris, Normandie, Champagne). — On y trouve des rhumatisants, la phtisie, la bronchite et la fièvre, maladies dues à l'encombrement.

Rhodanien (Franche-Comté, Bourgogne). — Rhumatisme, bronchite, tuberculose.

Girondin (Guyenne et Gascogne). — Fièvres intermittentes, marais.

Méditerranéen. — Fièvres intermittentes.

Les climats chauds et humides, dans les régions où se trouvent des marais, à l'embouchure des grands fleuves, sont ceux dans lesquels on rencontre les fièvres paludéennes, la fièvre jaune comme au Brésil, dans les environs de Para, à Vera-Cruz, au Mexique. Ces affections autrefois passaient pour être le résultat des effluves, des miasmes dégagés par l'eau des marais, par la terre elle-même (poison tellurique). Aujourd'hui la parasitologie a démontré que la fièvre intermittente comme la fièvre jaune étaient dues aux moustiques qui, par leurs piqûres, empoisonnaient le sang en y introduisant certains microbes. Ces moustiques sont de différentes espèces ; une des espèces les plus terribles est celle qui inocule la fièvre pernicieuse, qui peut tuer en quelques heures celui qui en est atteint. La fièvre paludéenne est le fait de la piqûre d'un Culex (moustique), qui introduit dans le sang l'hématozoaire de Laveran qui se cramponne aux globules rouges du sang et les détruit.

Le quinine est le remède héroïque, mais avant tout il faut se garer des moustiques. Le moustiquaire est en usage dans le Midi et aussi dans les troupes coloniales en marche. Les moustiques de nos pays ne sont pas dangereux, ils donnent en piquant la peau un prurit que l'on peut soulager avec la teinture d'iode, l'eau de Cologne, le vinaigre. Mais il est bon, pour chasser ces Culex, de brûler dans la chambre, avant de s'endormir, un peu de poudre de pyrêthre mêlée à du nitrate de potasse.

L'huile de schiste diluée dans de l'eau avec laquelle on arrose les fumiers, les cabinets, les éviers au printemps et en automne, détruit les moustiques et les mouches d'appartement.

Il y a des pays privilégiés où la température de l'année se maintient à 25°, comme à Pépété, capitale de l'île de Taïti. Là, la maison est rudimentaire et l'abri est sommaire ; la vie se passe en plein air. Dans notre climat de France, il faut des maisons, du chauffage et des vêtements.

Des habitations

L'homme préhistorique de nos régions dut s'abriter contre les intempéries ; les troncs d'arbres, les cavernes, les excavations naturelles furent tout d'abord son refuge. La route qui monte de Cléron à Malbrans, lorsqu'elle arrive au-dessus des rochers, montre un spécimen des palais rudimentaires de nos ancêtres. Le professeur Fournier a même découvert dans une de ces cavernes, avec des ossements humains, certains débris de poterie primitive et des dents d'ours des cavernes, hôtes ennuyeux qui disputaient à nos pères leur place au logis.

Il y a aujourd'hui une petite différence entre ces palais d'autrefois et celui du Luxembourg qui abrite nos pères conscrits.

Le nègre d'Afrique habite ses huttes, le paysan russe son isba ; l'Arabe nomade habite sous la tente, le Lapon habite sous terre ; l'Esquimau des régions polaires se creuse un abri sous la neige. Les Français sont plus heureux, cependant les habitations sont souvent malsaines. Il faut, pour construire une maison, s'intéresser du sol, des matériaux, de la toiture, des planchers, de la capacité des pièces ou chambres, de l'orientation. Ce serait faire un cours d'architecture que d'entrer dans tous ces détails. Dans nos climats, il faut que l'habitation soit construite en pierres liées par la chaux hydraulique, sur un terrain sec, au-dessus du niveau des eaux s'il y a une rivière, et à une certaine distance d'elle. L'exposition des appartements devra être au soleil levant ou au midi, les fenêtres larges, élevées de façon à favoriser la ventilation. La chambre habitée devra contenir 20 mètres cubes d'air par tête, déduction faite des meubles. Les arbres devront entourer la maison qu'ils protégeront contre la tempête et contre les rayons du soleil trop ardent de l'été, tout en fournissant, sous l'influence de la lumière, une abondante provision d'oxygène pour la respiration et l'hématose. Ces arbres ne seront ni trop nombreux, ni trop serrés, afin d'éviter l'humidité cause première des affections rhumatismales.

Dans nos climats froids et humides en hiver, les pièces d'habitation seront chauffées. La question du mode de chauffage est des plus importantes.

Chauffera-t-on au bois, à la houille, avec le poêle, à la cheminée, au calorifère à air chaud, à vapeur, à eau chaude, avec chauffage central ?

Il n'y a pas à hésiter, c'est le chauffage à la cheminée où le bois pétille qui est le plus salubre, le plus sain et le plus agréable de tous. Mais il est le plus cher et cause une déperdition de 9/10e de calorique. Cette déperdition peut cependant être atténuée en plaçant au fond du foyer une plaque métallique qui renvoie les rayons de chaleur dans la chambre. L'appel de la cheminée, le tirage déterminent un courant d'air salutaire dans la chambre et les couches d'air froid qui sont en contact avec le plancher sont avalées par le foyer qui, en même temps, avale et brûle tous les microbes, toutes les impuretés de la pièce chauffée par ce procédé.

Après le feu de foyer, qui est la gaieté et la santé de la maison, il faut placer en seconde ligne les poêles en faïence, élevés et à retour de flamme. La chaleur en est douce, la ventilation produite par le tirage est bonne ; ces poêles sont aussi de grands mangeurs de microbes et il n'y a presque pas de déperdition de chaleur ; ils doivent être alimentés au bois.

Chauffage par calorifère, dit chauffage central

Le chauffage central est le même que le chauffage par calorifère avec cette petite différence que le générateur de chaleur est unique, souvent placé dans le sous-sol ou à côté. C'est le chauffage à la mode.

Ce mode de chauffage a été inventé par les paresseux, par ceux qui cherchent toujours le moyen d'économiser leurs mouvements, leurs peines, et de clore leurs paupières dans un doux farniente. Avec ce système, il n'y a plus à aller chercher du bois au grenier : c'est au carbone de la houille, et non à celui qu'un soleil bienfaisant a emmagasiné dans les cellules des arbres de nos forêts, que le chauffage central va demander la chaleur nécessaire pour tempérer la maison. Cependant ce bois, qui brûle dans nos foyers, dans nos poêles est, on le sait, le fils du soleil qui nous renvoie ses rayons d'été, qu'il a déposés sous forme de carbone dans le tissu des plantes, pour nous réchauffer en hiver, comme il a paré de belles couleurs vermeilles les beaux vins de France en dorant la grappe qui dore elle-même la divine cuvée, fille de l'aurore, comme l'appelaient nos ancêtres.

Le chauffage au bois, au foyer ou au poêle est donc le chauffage idéal, parce qu'il est le chauffage solaire.

Que se passe-t-il dans le chauffage pour les différentes espèces de calorifères ?

Le radiateur ne donne que des rayons obscurs, peut-être des rayons chimiques dont nous ne connaissons pas l'effet. Dans tous les cas, les plantes placées dans les chambres à radiateurs ne tardent pas à y périr. Les cerveaux ne tardent pas à se congestionner ; il y a plus : à un moment donné, l'oxygène manque dans la pièce. L'homme, par ses expirations, a rejeté au dehors une quantité d'air irrespirable, mélangé d'acide carbonique et de vapeur d'eau du sang, exhalé par les poumons. Les microbes, en quantité considérable, grouillent dans cet air confiné qui ne se renouvelle pas. L'être placé au milieu d'une atmosphère de ce genre s'empoisonne lui-même par ses propres toxines, il est engourdi, il sue, le mal de tête le prend, il ressemble au poisson enlevé de son eau courante que l'on placerait dans une mare stagnante privée d'air. Au poisson comme à l'homme, il faut de l'air pur oxygéné ou il meurt.

On doit donc revenir au plus tôt au chauffage au bois par le foyer ou par le poêle en faïence.

Air athmosphérique

L'homme vit dans l'air comme le poisson dans l'eau. Une couche d'air d'environ 100 kilomètres enveloppe le globe terrestre : c'est son manteau qui est épais ou léger suivant que l'on monte ou que l'on descend. L'air est très mauvais conducteur de la chaleur ; aussi, ce qui tient le plus chaud, c'est une couche d'air emprisonnée entre deux vêtements. Deux flanelles superposées tiennent le corps à une température invariable par suite de la couche d'air emprisonnée entre ces deux vêtements. Au-dessus d'une montagne, il fait froid parce que la couche d'air diminue. Au bord de la mer, il fait chaud parce que l'atmosphère a plus d'épaisseur et que certains courants maritimes chauds tempèrent l'atmosphère.

Le litre d'air pèse 1 gr. 3 ; la surface du corps de l'homme supporte un poids d'air de 15.000 kilogr. Heureusement, cette force s'annule parce qu'elle agit en tout sens, sans quoi nous serions tous écrasés impitoyablement.

Cette pression atmosphérique varie ; le baromètre l'indique, car l'air est sujet à des fluctuations, véritables marées, provoquées par les astres, le soleil, la lune. Vers l'équateur, de chaque côté de la ligne, certains vents soufflent sans arrêt du nord-est au sud-est : ce sont les vents alizés ; ils font le tour de la terre et sont dus à son mouvement de rotation. Dans le désert, pendant mai et juin, souffle le simoun qui est si chaud qu'il élève quelquefois la température à 50°, emportant avec lui des tourbillons de fin sable brûlant. Le siroco souffle également en Algérie ; il est brûlant jusqu'à brûler les moustaches les plus solides. Les indigènes se calfeutrent dans la maison pendant que ce vent souffle. En France, tout le monde connaît la violence et le froid du mistral.

Dans notre Franche-Comté, c'est le vent de l'ouest qui souffle le plus fréquemment ; il nous amène la pluie par refroidissement des vapeurs d'eau pompées par le soleil sur l'Océan Atlantique. Brest, qui se trouve dans cette direction, est le pays le plus pluvieux de France.

Les vents, en favorisant l'évaporation rapide des sueurs et excrétions de la surface cutanée, déterminent les bronchites, pneumonies et autres affections catarrhales ; souvent les vents nous amènent les orages et la foudre.

Foudre

Dans notre région comtoise, dans ce climat que l'on appelle rhodanien, où le vent de l'ouest souffle si souvent, il semble que, depuis quelques années, les orages deviennent plus fréquents et que le tonnerre gronde plus souvent. C'est dans les mois de juin, juillet et août que le feu du ciel fait le plus de victimes. Les cas de foudroiement sont plus nombreux qu'autrefois ; autrefois, d'après Arago, ils étaient rares.

Quelques notions de physique sont nécessaires pour comprendre ce que c'est que la foudre et le foudroiement.

En électricité, on connaît deux fluides : le positif et le négatif ; réunis ensemble, ils forment un fluide neutre qui, en certaines circonstances, peut se décomposer en négatif et positif. Dans tous les cas, une loi est à retenir : les fluides de même nom se repoussent, les fluides de nom contraire s'attirent ; le positif refoule le positif, le négatif attire le positif, et *vice versa*.

Le frottement développe l'électricité à la surface des corps. Voici donc un nuage, chassé par un vent violent, qui nous arrive de loin chargé d'électricité *positive*. Que va-t-il se passer ? Il se trouve au-dessus du clocher ; il va donc décomposer le fluide neutre du clocher en refoulant l'électricité positive dans le sol et en attirant la négative au sommet. Ce phénomène se produira d'autant plus facilement que la couverture, les cloches, sont métalliques, et que les métaux, le fer surtout, sont bons conducteurs de l'électricité.

La tension de l'électricité négative est à son maximum ; la tension de l'électricité positive est aussi à son maximum. Les deux fluides se rejoignent subitement, il y a éclat de lumière : c'est l'éclair ; le bruit : c'est le rapprochement des couches d'air un instant séparées par la chaleur, les échos du voisinage se chargent de modifier le son et d'inventer des roulements qui se prolongent. Voilà ce que c'est que le tonnerre.

Malheur à celui qui, pendant un orage, se tient sous

les arbres, ou au sonneur qui tient la corde humide de la cloche ; même phénomène se produira dans son corps, et la décomposition de son fluide neutre aboutira à sa reconstitution brusque et, par ébranlement de l'organisme, il sera foudroyé, son système nerveux désagrégé, souvent il sera brûlé, d'autres fois paralysé. Le foudroiement se produit à chaque instant chez les ouvriers occupés aux lignes électriques ; on dit plus scientifiquement qu'ils sont *électrocutés*. La foudre a des effets bizarres et inattendus.

Les règles hygiéniques à suivre sont : d'éviter les clochers, les arbres, les accumulations d'hommes, les troupeaux, les cheminées (la suie est bon conducteur, les troupeaux aussi). Il faut s'éloigner des métaux ; le chasseur doit lâcher son fusil. Moins on touche les murs, le sol, moins on est exposé. Le verre et la soie, interposés entre le sol et l'individu, sont de bons protecteurs. Un hamac de soie au milieu d'une chambre, suspendu par des cordons de soie, est un isolant sûr.

Pendant l'orage la pression atmosphérique diminue ; l'air est ozonisé. Les mouvements sont lourds ; on est abattu.

La raréfaction de l'air, au moment de l'ascension d'une montagne, donne le mal de montagne. L'ascension brusque en ballon, à 4.000 mètres par exemple, détermine la mort par hémorragie (Sivel, Spilmann et Crossé-Spinelli).

Les propriétés physiques de l'air ont donc une influence considérable sur la santé humaine ; ses propriétés chimiques sont encore plus importantes : elles sont la source de la chaleur et de la vie.

Propriétés chimiques de l'air

Depuis Lavoisier et Priesley, on sait que l'air est composé de 21 parties d'oxygène et 79 d'azote. On a trouvé, depuis Lavoisier, un autre gaz, l'argon, et d'autres éléments de l'air qui n'intéressent que la chimie pure. L'oxygène est l'élément qui entretient notre vie et qui nous permet de respirer. Il pénètre dans notre sang par l'intermédiaire de l'épithélium pulmonaire, et ce gaz, dans les capillaires, trouve des petits chariots tout prêts pour l'emmagasiner et le distribuer au loin dans la profondeur de nos tissus. Les physiologistes ont compté jusqu'à 5 trillons de ces petits chariots contenus dans un litre de sang. Ce chiffre n'étonnera personne quand on saura que le globule sanguin ne dépasse pas en diamètre 0.007 millièmes de millimètre.

Emportés par le flot du sérum, ces disques vivants, chargés d'oxygène, en 30 secondes ont fait le tour de l'organisme, rapportant de leur voyage circulaire une dose d'acide carbonique égale à la dose d'oxygène dont ils se sont chargés et qu'ils ont distribuée aux différents tissus, surtout à la cellule nerveuse. Cet acide carbonique, avec d'autres détritus organiques, est finalement chassée au dehors par les mouvements d'expiration et le jeu des cellules à cils vibratiles. Ces produits de déchets de la combustion ne sont, en somme, que les cendres résiduales du foyer humain. L'homme absorbe un demi-litre d'air par inspiration et chasse un demi-litre d'acide carbonique par expiration. Il fait dix-huit inspirations et expirations par minute. Il déverse donc neuf litres d'air impur pour neuf litres d'air pur qu'il introduit dans son sang. Ceci peut servir de base pour calculer le cube d'air nécessaire qu'il faut réserver à une salle ou à une chambre. Tous les hygiénistes rapportent le cas des assises d'Oxford, en Angleterre, où, faute de ventilation, toute l'assistance fut asphyxiée, y compris l'accusé.

Après la bataille d'Austerlitz, sur trois cents prisonniers autrichiens enfermés dans une cave, deux cent soixante furent asphyxiés mortellement.

Vingt mètres cubes d'air par heure sont nécessaires à un homme pour vivre.

On ne peut généralement, en pratique, arriver à fournir cette quantité. Il faut donc recourir à la ventilation.

Poussières, ordures, émanations

Celui qui, par un beau soleil d'été, ferme ses volets et laisse passer par un écran un pinceau lumineux qui traverse sa chambre, aperçoit, à la simple observation, une quantité de petits corps illuminés qui voltigent dans le cylindre brillant de la lumière solaire : ce sont autant d'impuretés qui souillent l'air respirable. L'air est contaminé par les poussières de l'appartement, par les fumées du dehors, des usines, par les nuages poussiéreux soulevés par la vitesse des automobiles, par les odeurs des matières fécales, des fumiers, des urines, les crachats ; c'est pourquoi, dans les appartements, il ne faut pas balayer à sec : il faut envelopper le balais d'une vieille toile humide sur laquelle se collera la poussière qui, par ce moyen simple, sera réellement détruite. Il faut se garder de se servir de plumeau dont l'effet est de déplacer la poussière, non de l'enlever, et il faut prendre l'habitude et la faire prendre aux siens de ne jamais cracher par terre. Le crachat se dessèche, les parcelles s'élèvent dans l'air, sont absorbées par le nez et introduites dans les poumons. Tel ne voudrait pas toucher du doigt son voisin malpropre, qui avale ses crachats en poudre sans sourciller, parce qu'il ne sait pas ce qu'il absorbe. Le crachat est le véhicule du bacille de Koch, c'est-à-dire de la tuberculose, il faut s'en souvenir.

Les appartements doivent être lavés et les meubles essuyés. Les latrines doivent être éloignées de l'habitation ; elles doivent être étanches et désinfectées de temps en temps. Au printemps, en automne, une bonne méthode est d'arroser les fumiers, les latrines, les éviers, les mares d'eau croupissante avec un mélange d'huile de schiste et d'eau au 1/10e ; par ce moyen, on tue les mouches, les moustiques, agents propagateurs de toutes sortes de maladies et infections [1]. On se rappellera que l'usage des fosses septiques, système Mouras, est des plus hygiéniques quand il est possible de les établir. Encore faut-il les éloigner de l'habitation, car elles dégagent, par leur travail microbien, de l'ammoniaque qui traverse tout.

Si le corps doit être propre, lavé et frictionné, si l'habitation doit être tenue avec soin et propreté, il faut avoir souci également de la propreté de la rue ; il faut que les municipalités, qui ont charge de la santé publique, interdisent les battages des tapis, paillassons, le cardage des matelas et objets de literie. Il ne faut pas, en effet, que la rue, où l'on circule nuit et jour, soit

(1) La sueur des tuberculeux est virulente et contient le bacille de Koch ; dans plus de 30 pour 100 des cas la virulence a été démontrée, et dans 41 pour 100 des cas le bacille de Koch a été découvert dans la sueur. On conçoit l'importance de cette donnée au point de vue prophylactique, il n'est pas absolument nécessaire qu'un tuberculeux crache pour devenir dangereux, puisque toutes ses éliminations sont susceptibles de propager la maladie.

un réceptacle de toutes les infections et déjections des habitants imprévoyants et malpropres. Il ne faut pas, au lieu de les détruire, pousser à la rue, comme dans un égout collecteur, les poussières domestiques souvent contaminées par la présence d'un malade. Il est également très dangereux de souiller la chaussée par le transport de fumier, de vidange ou d'autres immondices. C'est en circulant dans une rue souillée, infectée, que l'on contracte quantité de maladies, surtout la tuberculose, le tænia, les bronchites et pneumonies.

Il faut détruire les poussières par le feu ou l'eau bouillante. La salubrité d'une ville, d'un village est en raison directe de la sévérité des municipalités dans la police de salubrité de la voirie [1].

Des eaux

Après l'air, au milieu duquel se meut l'espèce humaine, vient l'eau, aussi indispensable à la vie, à la propreté de l'individu qu'à l'industrie. La terre est couverte de trois quarts d'eau ; l'eau contenue dans les tissus humains pèse les trois quarts de son poids. L'eau est la boisson naturelle ; elle est nécessaire, indispensable à l'alimentation. C'est le meilleur liquide pour apaiser la soif. Les sobres, les buveurs d'eau sont géné-

(1) Le basilic (*Ocimum basilicum*), de la famille des Labiées, doué d'une odeur pénétrante, constitue un prophylactique contre la piqûre des moustiques propagateurs des maladies paludéennes et autres. Le major Larrymore, de l'armée anglaise, a fait à cet égard des observations concluantes dans diverses stations de l'Afrique occidentale, où il s'est mis à l'abri des fièvres en plantant du basilic autour de son habitation. L'analyse des feuilles de cette Labiée lui a prouvé qu'elles contiennent une huile volatile comprenant 32 pour 100 de thymol avec d'autres substances aromatiques. Un ou deux pots de basilic, placés dans un appartement, suffisent pour éloigner les Anophèles, si dangereux dans les régions africaines où sévit la maladie du sommeil. On peut faire usage de la même plante contre les cousins et les mouches.

ralement plus résistants que les buveurs d'alcool : la guerre russo-japonaise en a donné la preuve ; les Arabes sont très solides (turcos). Mais l'eau doit être très pure car, comme l'air, elle devient souvent, par la souillure de l'homme, le véhicule de nombreux germes qui engendrent les plus terribles maladies : le choléra, la fièvre paludéenne, la typhoïde, etc.

Une bonne eau doit être fraîche, récemment puisée, exempte de microbes, conservée dans un récipient fermé ; elle doit être claire, limpide, sans odeur, d'une saveur agréable. Elle doit cuire les légumes et dissoudre le savon, sans quoi elle est dite *crue*. Elle doit être fraîche, mais il ne faut pas abuser de boissons glacées, qui sont nuisibles. Les eaux de puits, citernes, eau de rivière, fleuves, sont mauvaises; elles doivent être bouillies avant d'être bues. Mais l'eau bouillie est désagréable à boire : elle est *lourde*. Il faut donc autant que possible, boire de l'eau de *source*.

La meilleure et la plus belle amélioration que puisse faire une municipalité, le plus grand service qu'elle puisse rendre à la population, c'est d'amener dans la commune une eau saine et abondante.

Les eaux comtoises sont généralement chargées de carbonate de chaux : elles sont tuffeuses, pétrifiantes. Dans le captage des sources, il faut avoir soin, si l'on peut, de faire courir à l'air libre et tomber en petites cascades les eaux de la source captée avant qu'elles pénètrent dans le réservoir ou dans les tuyaux d'adduction. Par ce moyen, les sels de chaux sont précipités et l'eau devient potable en se débarrassant de son excès de sels de chaux.

Il faut cependant que l'eau contienne des sels ; ces corps forment le squelette, le développent et le restaurent. Les animaux alimentés avec de l'eau distillée ont les os fragiles, ils cassent comme du verre. L'eau de source destinée à l'alimentation publique doit, avant d'être livrée à la consommation, subir l'analyse chimique et bactériologique : c'est la loi.

Il faut se méfier des eaux fertilisantes qui font pousser l'herbe : elles contiennent des matières organiques en décomposition, souvent le bacille d'Eberth, microbe de la fièvre typhoïde.

Il faut savoir que le convalescent d'une fièvre typhoïde, un malade guéri, peut encore, pendant une année, semer le bacille d'Eberth par la voie des matières fécales ; la grosse épidémie de Fontaine-Argent, près Besançon, qui a fait tant de bruit, en est une preuve irréfutable. La source de Fontaine-Argent fut contaminée par un jeune soldat en congé de convalescence d'une typhoïde chez son père ; il habitait la campagne paternelle située dans les environs de la source. Il s'est trouvé que les cabinets, comme on les établit à la campagne, étaient placés directement sur un drain peu profond qui servait à renforcer le débit de la source. Les docteurs Roland et Baudin trouvèrent la cause du délit. On interdit la source, l'épidémie cessa.

Des bains

Dès la plus haute antiquité, l'homme a fait usage du bain. Il semble même que cet usage part d'un instinct naturel que l'on retrouve chez les animaux. Les oiseaux, les quadrupèdes, pendant la saison des chaleurs, recherchent les bains. Les premiers bains publics sont dus à Mécène et on sait, depuis cet illustre Romain, combien les bains se sont multipliés et quel luxe y fut déployé. Les établissements romains comprenaient les bains froids, *baptisterium ;* les bains chauds, *tepidarium ;* les étuves où l'on suait, *sudatorium*. Une foule d'esclaves étaient occupés au service des bains : il y avait les *fricatores*, les *tractatores*, qui pétrissaient les muscles, d'autres qui épilaient le corps ; les *unctores*, qui frottaient le corps avec des huiles parfumées. De nos jours, les Orientaux, les peuples du Nord, comme les Russes, font un grand usage des bains ; les Japonais ont le culte du bain porté à un si haut degré que le plus pauvre, dans sa cabane, est pourvu d'une baignoire rudimentaire dans laquelle la famille prend le bain quotidien. On sait combien un grand bain fait de bien après une longue fatigue, combien il soulage dans les affections abdominales et de quel utilité il est pour les enfants du premier âge. Le bain, les frictions, les ablutions font fonctionner la peau, la débarrassent de ses souillures. La toilette de la peau c'est la toilette du système nerveux dont elle n'est que l'épanouissement. Les mains seront lavées plusieurs fois par jour, les ongles coupés ras et nettoyés. Le microscope a décelé, dans la crasse des ongles, toutes sortes de microbes, depuis le bacille de Koch jusqu'à l'œuf du tænia. Les bains, les lavages, le brossage de la peau sont de la plus grande utilité, mais il faut éviter de recourir à ces soins de propreté pendant le travail de la digestion. Le bain de propreté ne doit pas dépasser 30° à 35° de température, ni 15 minutes de durée. Le bain de rivière doit être plus court encore, à moins de se livrer aux mouvements de la natation.

On ne devra pas mettre sécher des linges humides dans les mansardes, dans les petites chambres, car tous les inconvénients de l'humidité prolongée détruiraient l'hygiène de la pièce. Dans nos pays, l'humidité c'est le rhumatisme.

Aliments

L'aliment est le charbon qui entretient et développe la chaleur et l'activité de la machine humaine. La privation d'aliment amène l'inanition, le refroidissement et la mort. Plus un animal possède une température élevée, plus il lui faut d'aliment. Les oiseaux, dont la température constante est de 40° et plus, ne résistent pas à la faim ; ils mangent toujours. Deux ou trois jours de privation d'aliment les feraient mourir. Les animaux à température variable, à sang froid, supportent longtemps la privation d'aliment. Claude Bernard, le grand physiologiste, rapporte qu'il a observé un crapaud qui a vécu quatre ans sans aliment. L'homme ne dépasserait pas quarante à quarante-cinq jours.

Les aliments sont *azotés* ou *respiratoires*. Deux seuls aliments sont à la fois azotés et respiratoires : ce sont le lait et l'œuf. On les dit *complets*. Le pain contient du gluten (azoté) et de la fécule (respiratoire). Les aliments respiratoires conviennent aux professions qui réclament des efforts musculaires, aux travailleurs. Les aliments azotés conviennent aux intellectuels. Le cultivateur trouve dans la pomme de terre, dans les céréales, dans les légumes, haricots, pois, fèves, carottes, tapioca, sagou, fruits, les éléments nécessaires pour développer la chaleur de son organisme et sa force. Les féculents, les farineux, le sucre se dédoublent, dans l'économie, en eau et acide carbonique. Cette décomposition chimique est la source d'énergie considérable. La viande est un aliment substantiel : il ne faut pas abuser des viandes noires, gibier. Le bouillon de bœuf, contrairement à l'opinion reçue, n'est pas nourrissant : c'est un apéritif qui donne, après absorption par l'estomac, l'élément nécessaire à certaines glandes de la muqueuse stomacale pour fabriquer la pepsine qui est nécessaire pour digérer les viandes et les matières albuminoïdes. Il est donc contraire à l'hygiène d'aller, avant le repas, balayer sa sécrétion de pepsine, qui est périodique, par l'absinthe étendue d'eau, ou mêler au suc stomacal un quinquina alcoolique quelconque qui, par l'alcool qu'il contient, attaque cette pepsine et resserre les ouvertures de ces glandes par le tannin qui se trouve abondant dans le quinquina. Le meilleur des apéritifs est l'exercice modéré, et le meilleur moyen de préparer une bonne digestion est de boire un verre de bouillon gras avant ou au commencement du repas. Le potage, au début du repas, est donc une excellente habitude. L'usage des apéritifs est déplorable et la cause d'une multitude d'affections de l'estomac. Les poissons sont d'excellents aliments ; les mollusques (huîtres), les crustacés (écrevisses) doivent être d'une fraîcheur excessive (1). Les escargots eux-mêmes provoquent des empoisonnements : il faut les laisser dégorger pendant huit jours avant de les manger. Les légumes, fruits, doivent être soigneusement lavés avant d'être consommés. Les fruits doivent être pelés. Il ne faut pas abuser des condiments poivre, sel, sucre, qui abîment l'estomac par excès d'emploi.

Les conserves de viande, en général, doivent être rejetées ; les meilleures sont les conserves à l'huile de poissons, sardines. Les boîtes ne doivent pas être bombées, on ne doit entendre, en les secouant, aucun clapotement ; il faut les consommer aussitôt ouvertes.

(1) On a vu des huîtres provoquer la fièvre typhoïde et des moules être cause d'empoisonnements.

Telles sont les règles générales hygiéniques d'une saine alimentation.

Ustensiles de cuisine

L'homme primitif ne connaissait ni le feu ni les ustensiles de cuisine ; il était frugivore, *nudus et inermis*, « nu et sans armes », il ne devint carnivore que lorsque son intelligence lui fit découvrir des armes à l'aide desquelles il tuait les animaux dont il mangeait la chair crue. Ses dents canines lui servaient à déchirer les chairs.

La chair crue est très digestive, avec un peu de sel elle flatte le goût et fortifie. La découverte du feu transforma le mode d'alimentation de l'homme, qui fit griller la chair sur des charbons, donnant à la viande grillée ce parfum, dû à l'osmazone, qui flatte l'odorat comme la torréfaction du café ou du cacao. Des repas du premier homme à ceux de Lucullus, il y eut des étapes indéfinies, et, aujourd'hui, le confortable est entré dans toutes les familles, et les cuisines ouvrières ou paysannes sont munies des principaux ustensiles nécessaires à la préparation des repas. L'essentiel c'est qu'ils soient propres.

Il faut cependant attirer l'attention sur certains ustensiles qui peuvent devenir dangereux dans certaines conditions.

La vulgaire casserole de terre, dont la cavité est brillante et polie quand elle est neuve, doit cet éclat à un silicate à base de plomb qui couvre son intérieur. La chaleur peut dissoudre ce silicate et donner des coliques de plomb appelées coliques du Poitou, car c'est dans le Poitou que se fabriquaient ces sortes de récipients. Il faut donc, avant de s'en servir quand elles sont neuves, faire bouillir de l'eau pour éviter ces coliques. Les batteries de cuisine en cuivre doivent être tenues très proprement, car l'oxyde de cuivre qui peut se former est un poison. Les casseroles émaillées doivent être proscrites, car l'émail est souvent détaché par la chaleur, pénètre par les aliments dans l'estomac et peut être la cause d'appendicites.

Les assiettes doivent être nettoyées proprement. Il arrive souvent que, au moment de se mettre à table, les assiettes exhalent une odeur qui rappelle celle du chien mouillé. Le lavage a été insuffisant et l'essuyage mal compris. Il faut, au moment de servir, essuyer les assiettes avec un linge sec et propre puis, à chaque frottement, changer le point de contact du linge. Ces émanations odorantes qui sortent des assiettes sont dues à un dépôt d'eau de relavure adhérent à l'assiette elle-même et rempli de microbes : infusoires, leptotrix de toutes espèces. Une bonne précaution pour le nettoyage complet des assiettes, vaisselles et verres est de plonger tous ces ustensiles dans l'eau très chaude additionnée d'un peu de carbonate de soude ou simplement de cendres du foyer. Après un séjour de dix minutes, on procède au lavage, on laisse égoutter, puis on essuie une première fois, le dernier coup se fait en plaçant les assiettes sur la table avec le linge propre et très sec. C'est là le seul moyen d'avoir une vaisselle sans odeur.

La propreté d'une table est le premier temps d'une bonne digestion ; un aliment bien présenté est à moitié digéré, on le *mange des yeux*. Le repas est le moment du repos pour le travailleur et pour l'intellectuel. Les mets, quels qu'ils soient, doivent être présentés avec propreté et avec goût. Les animaux se repaîssent, l'homme mange ; l'homme d'esprit seul sait manger. Avec le sommeil, le repas familial est un des meilleurs moment de la journée. Il faut manger et boire modérément, à sa faim, à sa soif. Ceux qui s'indigèrent ou s'enivrent ne savent ni manger ni boire. Une ménagère, avec des aliments ordinaires, peut préparer, pour peu qu'elle ait l'intelligence culinaire, un dîner excellent et substantiel avec les aliments les moins recherchés ; telle l'histoire suivante, racontée par Brillat-Savarin dans *La physiologie du goût :*

« *Les œufs au jus.* — Je voyageais, dit-il, un jour avec deux dames que je conduisais à Melun. Nous n'étions pas partis très matin et nous arrivâmes à Montgeron avec un appétit qui menaçait de tout détruire. Menaces vaines : l'auberge où nous descendîmes, quoique d'une assez bonne apparence, était dépourvue de provisions ; trois diligences et deux chaises de poste avaient passé et, semblables aux sauterelles d'Egypte, avaient tout dévoré.

» Ainsi disait le chef.

» Cependant, je voyais tourner une broche chargée d'un gigot tout à fait comme il faut et sur lequel les dames, comme d'habitude, jetaient des regards très coquets.

» Hélas ! elles s'adressaient mal, le gigot appartenait à trois Anglais qui l'avaient apporté et attendaient sans impatience en buvant du Champagne.

» — Mais, du moins, dis-je d'un air moitié chagrin et moitié suppliant, ne pourriez-vous pas nous brouiller des œufs dans le jus de ce gigot ? Avec des œufs et une tasse de café à la crême nous nous résignerons.

» — Oh ! très volontiers, répondit le chef, le jus nous appartient de droit public et je vais de suite faire votre affaire.

» Sur quoi il se mit à casser des œufs avec précaution.

Quand je le vis occupé, je m'approchai du feu et, tirant de ma poche un couteau de voyage, je fis au gigot défendu une douzaine de profondes blessures par lesquelles le jus dut s'écouler jusqu'à la dernière goutte. A cette première opération, je joignis l'attention d'assister à la confection des œufs, de peur qu'il ne fut fait quelque distraction à notre préjudice.

» Quand ils furent à point, je m'en emparai et les portai à l'appartement qu'on nous avait préparé. Là, nous nous en régalâmes et rîmes comme des fous de ce que, en réalité, nous avalions la substance du gigot en ne laissant à nos amis les Anglais que la peine de mâcher le résidu. »

Cette anecdote démontre que l'œuf, que l'on rencontre partout, rend les plus grands services dans la nourriture ; c'est, avec le lait, un aliment complet. Associé au lait, il donne les œufs à la neige, met succulent, agréable, que l'on réservera pour les jours de fête.

Un ustensile de cuisine qui tend à disparaître est le gril. Cependant le poisson, la côtelette, le bifteck sur le gril sont des aliments de première digestibilité, des plus réconfortants et de goût délicieux.

Boissons : vin, bière, cidre

Le vin est la boisson française par excellence ; elle stimule les fonctions cérébrales et donne, à ce que l'on prétend, de l'esprit à ceux qui n'en ont point.

Le vin est le produit de la fermentation du raisin dont le sucre se dédouble en alcool et acide carbonique sous l'influence d'un micro-organisme spécial appelé *Saccaromyces vini*.

Il est imprudent de pénétrer dans une cave au moment de la fermentation, on peut être asphyxié par l'acide carbonique. Pour déceler l'acide carbonique dans une cave, il suffit d'y pénétrer avec une bougie allumée : elle s'éteint immédiatement et prévient ainsi du danger.

Les vins de France les plus réputés sont : 1° les Bordeaux, riches en tannin et en bouquet dû à la pourriture noble ; 2° les Bourgogne, riches en alcool et en bouquet ; 3° les Champagne, vins mousseux qui subissent une préparation assez compliquée.

Les vins ordinaires sont les vins du Midi, d'Anjou, du Jura, etc.

La bière est une infusion de houblon avec de l'orge germée, très légèrement torréfiée, appelée malt ; la fermentation se fait, comme dans la vinification, par un organisme inférieur appelé ferment ou levure de bière ; c'est aussi un *Saccaromyces*. Il y a des bières fortes (pale ale, porter anglaises) et des bières légères faibles (du nord de la France).

Le cidre est une boisson fermentée, produit de l'écrasement des pommes. La fermentation se produit sous l'influence du *Mucor mucedo*, champignon microscopique que l'on retrouve abondamment dans le crottin de cheval. Aussi, en Normandie, préfère-t-on l'eau des mares à l'eau pure pour fabriquer le cidre. Pour obtenir du bon cidre, il faut un mélange de pommes sucrées, acides et amères.

L'abus des boissons fermentées est nuisible comme l'abus des alcools. L'alcoolisme amène la tuberculose, la cirrhose du foie, les maladies des reins, l'albuminurie, le *delirium tremens*, la folie alcoolique et la dégénérescence de la race. C'est un des plus grands fléaux de l'humanité. L'étude de l'alcoolisme est du ressort de la pathologie générale et de la pathologie mentale. L'absinthisme est une variété de l'alcoolisme dont l'habitude est des plus funestes du fait des huiles essentielles contenues dans cette liqueur et précipitées par l'émulsion aqueuse prise comme apéritif.

Le café et le thé sont des stimulants diffusibles ; à moins d'une habitude contractée, l'un et l'autre agissent sur le système nerveux et provoquent l'insomnie. Ces substances doivent être ingérées à doses modérées.

Vêtements

Si l'humanité a besoin d'abri, d'aliments, elle a aussi besoin de vêtements. En hygiène, ils sont classés dans les *applicata*.

Les vêtements sont de deux sortes : les linges de corps et les vêtements proprement dits.

La première qualité d'un vêtement, c'est de ne pas gêner le libre jeu des organes. Le corset, les jarretières, les chaussures étroites, les ceintures doivent être rejetées.

Les corsets, s'ils sont adoptés, doivent prendre leur point d'appui sur les hanches, sans quoi ils compriment le foie, la rate, l'estomac et nuisent aux fonctions de ces organes. Les jarretières seront remplacées par des jarretelles, car les jarretières compriment les veines des membres inférieurs et sont un obstacle à la circulation de retour.

Les chaussures seront larges, à bouts carrés, en forme de brodequin pour lacer à volonté suivant le gonflement des pieds.

L'usage du caleçon, et pantalon pour dame, doit être préconisé, car il empêche le contact de la peau avec les vêtements de laine et arrête les poussières. La coiffure sera chaude et légère, le froid de la tête donne le coryza aussi bien que le froid des pieds. La grande chaleur solaire donne l'insolation.

Sommeil

Toute machine qui travaille doit se reposer. L'homme a besoin de sommeil, qui est le meilleur des repos.

L'école de Salerne disait : « Le lever à 6, déjeuner à 10, dîner à 6, se coucher à 10, font vivre l'homme 10 fois 10. » L'homme doit dormir. Le sommeil est un besoin et un besoin périodique ; un adulte dort le tiers de sa vie, l'enfant plus de la moitié, le nourrisson ne fait guère que dormir et manger.

Le silence, les ténèbres favorisent le sommeil. Pendant le sommeil, l'homme perd le sentiment de son existence... Mais, la plupart du temps, quelque chose veille en lui : il songe, il rêve, il attribue aux images de la mémoire la réalité des objets qu'elles représentent.

On rêve aux choses qui vous touchent, desquelles on s'est occupé, et, dans le silence, des impressions du dehors ; il en résulte parfois, dans les rêves, des aperçus qui nous étonnent nous-mêmes par leur fécondité et leur justesse. Les rêves sont souvent agréables, d'autres fois pénibles : c'est le cerveau qui travaille sans la direction de la volonté, c'est de la phosphorescence cérébrale. Il arrive que le rêve frise la maladie, c'est le cauchemar.

Cauchemar. — On ne peut parler du sommeil sans parler du cauchemar. Le cauchemar est un état de malaise passager survenant pendant le sommeil, c'est de l'anxiété, de l'oppression, de l'impossibilité de pousser un cri, c'est le délire du rêve dans lequel on perçoit des images effrayantes. Une prédisposition individuelle, l'état nerveux, en favorise le développement. Les fatigues, le surmenage, le *decubitus* horizontal ou du côté gauche, la plénitude de l'estomac favorisent le cauchemar.

On a vu le cauchemar régner épidémiquement. Le cas rapporté par le docteur Laurent, chirurgien-major du régiment de La Tour-d'Auvergne, vaut la peine d'être raconté.

Voici le récit du docteur Laurent, exposé à la Société de médecine du temps :

« Le premier bataillon du régiment de La Tour-d'Auvergne, dont j'étais chirurgien-major, se trouvant en garnison à Palmi, en Calabre, reçut l'ordre de partir à minuit de cette résidence pour se rendre en toute diligence à Tropéa afin de s'opposer au débarquement d'une flotille ennemie qui menaçait ces parages. C'était au mois de juin, la troupe avait à parcourir près de quarante milles du pays. Elle partit à minuit et n'arriva à destination qu'à huit heures du soir, ayant souffert considérablement des ardeurs du soleil. Le soldat trouva, en arrivant, la soupe faite et son logement préparé. Huit cents hommes furent placés dans un local qui n'en aurait contenu que moitié en temps ordinaire. Ils furent entassés par terre, sur la paille, dans une vieille abbaye ; ils ne purent se déshabiller.

» Les habitants du pays prévinrent le bataillon que, toutes les nuits, il revenait des esprits et qu'il ne pourrait conserver ce logement.

» On rit de leur crédulité, mais quelle ne fut pas notre surprise d'entendre, à minuit, des cris épouvantables retentir en même temps dans tous les coins de la caserne. Interrogés, les soldats répondirent que le diable habitait dans l'abbaye, qu'ils l'avaient vu entrer par la porte sous la forme d'un gros chien à longs poils noirs, qu'il s'était élancé sur eux et leur avait passé sur la poitrine avec la rapidité de l'éclair.

» Nous nous moquâmes de leur panique et nous cherchâmes à les rassurer. Ils passèrent le reste de la nuit sur les bords de la mer et dans tous les coins de la ville.

» Le lendemain, j'interrogeai les sous-officiers ; ils m'assurèrent qu'ils ne croyaient pas aux esprits, mais que le fait était exact. Nous fûmes forcés de rester à Tropéa et de conserver notre logement, mais nous ne pûmes y faire coucher les soldats qu'en leur promettant d'y coucher la nuit auprès d'eux.

» Je m'y rendis à 11 heures du soir, avec le chef de bataillon. Les officiers s'étaient dispersés dans le cantonnement par curiosité. Les soldats, rassurés par la présence des officiers, se livraient au sommeil lorsque, vers une heure du matin, les mêmes cris de la veille se renouvelèrent et les hommes, ayant vu le chien et pour ne pas être étouffés, sortirent de la caserne pour n'y plus rentrer. Le chien, de nouveau, leur sautait sur la poitrine. Nous étions debouts, aux aguets, et comme on le pense, nous n'avons rien vu paraître.

» La flotille ennemie ayant pris le large, nous rentrâmes à Palmi.

» Depuis, nous avons parcouru en tout sens le royaume de Naples, nous avons été entassés et jamais nous n'avons constaté rien de pareil.

» La marche forcée, la journée très chaude, la position gênée pendant le sommeil, la raréfaction de l'air, et peut-être son mélange avec quelque gaz nuisible, étaient la cause de ce délire du rêve. »

Aussi, il faut se garder de remplir son estomac le soir avant d'aller dormir et ne pas se coucher tout habillé, pas même avec son caleçon. Ne pas se coucher immédiatement après le repas du soir ; observer la règle ancienne : *post cœnam*, *ambula*, « après souper, promène-toi. »

Ecoutons, du reste, Brillat-Savarin sur ce sujet :

« Quand la nuit a amené l'heure du repos diurnal, il faut se retirer dans une chambre bien aérée, ne pas s'entourer de rideaux qui feraient respirer le même air ; se garder de fermer les volets des fenêtres afin que, toutes les fois que l'œil s'entr'ouvre, il soit consolé par un reste de lumière. Le lit sera légèrement relevé vers la tête et placé dans la direction de l'aiguille de la boussole ; le bonnet de nuit sera de toile, l'oreiller de crin, pas de couvertures lourdes et les pieds seront tenus chaudement. Après un repas composé de mets excellents, mais peu abondants, qui n'embarrassent pas l'estomac mais qui réjouissent le cœur, on s'endormira paisiblement, traversant un crépuscule pour tomber quelques heures dans le sommeil absolu ; et lorsque la nature aura levé son tribut de réparation, des rêves agréables viendront embellir cette existence mystérieuse. On verra les personnes que l'on aime, on retrouvera ses occupations favorites, les lieux où l'on s'est plu. Enfin, petit à petit, on retrouvera la vie réelle sans regretter le temps perdu parce que, dans le sommeil normal, on aura jouit d'une activité sans fatigue et d'un plaisir sans mélange. »

Le travailleur, reposé par le sommeil quotidien, se repose encore le septième jour. Sept à huit heures de sommeil, suivant la profession et l'âge, le repos dominical, puis une heure après chaque repas du midi et du soir sont suffisants. L'hygiène commande également, pour maintenir en équilibre nos différentes facultés, la promenade au grand air, les jeux, la gymnastique, les lectures, les conférences et les cours d'adultes. Il ne faut pas laisser rouiller ni son corps ni son intelligence.

La rouille du corps c'est l'obésité, la goutte, le diabète, l'artério-sclérose. Il faut éviter le surmenage, qui est l'effort trop continu, mais se rappeler le vieil adage : *vita in motu*, « la vie est dans le mouvement ».

TROISIÈME PARTIE

NOTIONS DE PUÉRICULTURE

Après avoir passé en revue les *circumfusa* (air, eau, etc.), les *applicata* (vêtements, habitation), les *ingesta* (aliments, boissons), les *gesta* (exercices, etc.), il reste les *genitalia*, c'est-à-dire les préceptes qui ont rapport à la propagation de l'espèce. Les questions du célibat, du mariage font partie aussi bien du domaine philosophique que du domaine hygiénique.

Il est bon, cependant, de rapporter cette constatation de Bertillon qui dit que, *partout*, la longévité est plus grande chez les gens mariés que chez les célibataires. et que, pour augmenter la natalité, il faut surtout empêcher la mortalité enfantile. Ce sera l'objet de ce dernier chapitre de l'hygiène. Mme la doctoresse Barthas, dans sa thèse inaugurale soutenue à Paris le 23 juillet 1909. disait : « La mortalité infantile étant due en grande partie à l'ignorance et à l'incurie des mères de famille, il est nécessaire d'instruire les femmes au point de vue de la puériculture. »

La puériculture est l'hygiène de l'enfant ; il est nécessaire d'étudier cette question de l'hygiène de l'enfant à un triple point de vue :

1° Hygiène avant le mariage ; 2° pendant la gestation, c'est-à-dire pendant les mois qui précèdent la naissance ; 3° après la naissance.

Avant le mariage. — De même qu'une vigne phylloxérée ne peut donner de bons raisins, de même les parents malsains ne peuvent donner des enfants robustes. Il y a un trio terrible, contre lequel chacun devrait lutter, qui est la cause principale de la dégénérescence de notre race, ce trio se compose de : l'*avarie*, la *tuberculose* et l'*alcoolisme*.

Avec l'avarie il est procréé des enfants chétifs, idiots, infestés souvent d'affections chroniques dues à la syphilis héréditaire.

Le tuberculeux sème le bacille de Koch partout sur son chemin.

L'alcoolique, l'enfant de l'alcoolique, sera malingre, souffreteux, idiot ou disposé à la folie, à la neurasthénie, à la manie aiguë ou chronique ; ce sera quelquefois un criminel irresponsable parce que c'est un malade héréditaire.

Il y a un moyen d'enrayer le mal et peut-être de l'anéantir : c'est l'obligation légale, pour le maire, de ne célébrer un mariage que muni d'un certificat de santé de l'un et l'autre futurs époux et épouse, certificats délivrés soit par un médecin assermenté, soit par deux médecins commis à cet effet qui déclareraient que l'époux et l'épouse sont exempts de maladies chroniques, etc., et qu'ils peuvent, sans danger pour la procréation, s'unir par les liens du mariage.

Depuis 1909, en Amérique, à Washington, ce système est mis en pratique et a donné les meilleurs résultats. Le Nouveau-Monde nous indique le chemin du progrès et de la santé publique, il faut le suivre.

Pendant la gestation. — Après le mariage vient la période de gestation. On sait combien le cultivateur, l'éleveur a soin de sa bête en état de gestation ; il la laisse reposer, la nourrit mieux qu'à l'ordinaire et l'entoure de soins méticuleux. Souvent la femme pauvre, la femme de l'ouvrier, ouvrière elle-même, ne trouve pas, dans nos conditions sociales actuelles, la même sollicitude. Elle peine, elle travaille pour nourrir la nichée familiale jusqu'au terme ultime de sa grossesse ; elle n'est pas suffisamment protégée.

Les puériculteurs, à la tête desquels, en France, on trouve en première ligne le professeur Pinard, recommandent les plus grands ménagements à la femme pendant la période de gestation. Elle devra être entourée d'égards spéciaux, de soins, de tranquillité ; elle devra, dans les derniers mois, faire faire la mensuration de son bassin et faire analyser ses urines, ce sera un moyen de faire arriver à bon terme la grossesse et d'éviter souvent une opération sanglante ou les dangers d'une attaque d'éclampsie. La mère, depuis l'époque où elle devient enceinte, ne s'appartient plus, elle appartient à son enfant. Elle remplit un devoir national, ce qui a fait dire à Brieux, dans une de ses comédies si remarquables au point de vue social, que « la femme qui soignait son enfant faisait son service militaire ».

Après la naissance. — Le petit poussin qui vient de sortir de sa coque sait courir autour de sa mère, il s'abrite sous ses ailes et cherche déjà sa nourriture ; il se faufile avec ses frères entre les pattes maternelles pour éviter le froid, son plus grand ennemi.

L'enfant sorti de l'œuf humain est nu ; il ne sait rien faire tout seul et on se demande comment un être aussi chétif, dépourvu des instincts naturels que l'on retrouve chez presque tous les êtres de la création, a fini, malgré sa faiblesse, par devenir le dominateur de l'univers entier ! Ce sont les parents ou ceux qui entourent la nouvelle accouchée qui doivent savoir ce qu'il convient de faire pour les besoins immédiats du nouveau-né. Il faut le nettoyer, le laver, l'habiller. Tout d'abord, il faut que la chambre soit chauffée à 20° ou 25° ; si la famille est pauvre et qu'il n'y ait pas de fourneau, un vase ou récipient quelconque incassable, contenant de l'alcool, sera placé au milieu de la pièce et l'alcool allumé. Les flammes alcooliques produiront assez de chaleur pour réchauffer l'air de la chambre.

Au milieu de cette douce chaleur, la sage-femme vient de recevoir l'enfant, il faut le prendre entre ses bras. Cette manœuvre est simple, mais encore faut-il savoir la faire. Les bras étendus comme deux brancards, l'enfant sera placé en travers sur les mains et la partie inférieure des avant-bras. La main droite soutenant les fesses, la main gauche vers la nuque, le pouce écarté, pour soutenir la tête et la colonne vertébrale qui est très fragile chez l'enfant. Le petit bébé sera placé sur un coussin préalablement recouvert d'une serviette éponge chauffée, la face dirigée en haut. L'enfant, enveloppé de cette serviette, est placé sur les genoux pour être nettoyé, lavé, baigné. Pendant que la main gauche soutient la tête, la main droite, enduite de savon et de jaune d'œuf, passe rapidement sur tous le corps, surtout aux plis, cou, aisselle, aine, et l'enfant est ainsi enduit et frotté sur toute l'étendue du corps. C'est le moment de le plonger dans le bain qui l'attend, préparé avec de l'eau stérilisée à la température 37° centigrades. La main, plongée dans le liquide, indiquera suffisamment le degré de température de l'eau. La baignoire sera remplie aux deux tiers pour éviter le débordement de l'eau au moment de la pénétration dans le bain

L'enfant sera placé dans le bain avec les mêmes précautions prises au moment où il était tenu par les bras des parents. Il faut soutenir la tête, car le nouveau-né est incapable de la tenir droite ; le lavage se continue pendant cinq minutes, avec de fines éponges passées rapidement sur le visage et les yeux. Puis on instillera, dans chaque œil, pour éviter l'ophtalmie des nouveau-nés, deux gouttes d'un collyre de nitrate d'argent au 1/50e ou d'argirol au 1/20e. Si l'enfant crie dans le bain, il faut le sortir, l'envelopper avec le linge éponge et le placer dans l'eau entouré de ce linge : l'enfant ne criera plus.

Après le bain, l'enfant est essuyé avec une serviette éponge chaude, poudré et placé sur son petit matelas. Il faut se garder, en le plaçant sur le matelas, de le prendre par les pieds ou les bras ; il faut, comme pour le retirer du bain, le placer sur les mains et l'envelopper de linges chauds. Puis on procédera à l'habillement.

Deux méthodes sont suivies pour habiller l'enfant : la méthode nouvelle ou l'ancienne, *le maillot*.

Par rang d'ancienneté, et aussi parce que c'est la plus répandue, on commencera par le *maillot*. Cette ancienne méthode a eu autrefois ses exagérations ; on ficelait ces pauvres petits comme des saucisses, à tel point qu'en certaines localités retardataires la mère, après avoir donné à téter, accrochait l'enfant à la cheminée pour vaquer librement à ses occupations. Le maillot français ne permettrait pas d'user de ce procédé aussi sauvage que barbare. L'enfant est enveloppé de langes, sorte de toiles rectangulaires, serrés modérément au-dessous des bras, puis enroulés autour de chaque jambe. L'enfant, couché sur le dos sur un matelas de fougère, de crin, de varech, de son, est enveloppé d'un autre lange replié vers les pieds, mais de façon à laisser la liberté des petits membres.

Une petite camisole ou brassière, un fichu croisé en croix sur la poitrine termine cet habillement sommaire, avec un petit bonnet léger pour la tête.

La paillasse rembourrée de son est recommandée à la campagne, cette literie est bon marché ; l'urine s'agglomère avec le son et en fait une boule solide qui peut être enlevée chaque fois qu'il est besoin et remplacée par du son frais.

Le petit matelas sur lequel repose l'enfant sera fixé par des sangles et déposé dans le berceau.

Quel sera donc le meilleur berceau ?... Le meilleur des berceaux est celui qui ne berce pas. Tout le monde n'a pas la situation de fortune de se payer un moïse ; aussi, le petit lit en fer le plus simple sera le meilleur berceau et. quand l'enfant criera, il faudra se garder de le bercer ; il faudra simplement rechercher la cause de ses cris : un pli de ses langes, il s'est sali, une puce l'a piqué, il a des coliques, etc., etc.

Faudra-t-il coucher l'enfant sur le dos ?

Non, il faut le coucher tantôt sur le côté droit, tantôt sur le côté gauche. Beaucoup d'individus présentent la face asymétrique parce qu'ils ont été mal couchés dans leur première enfance.

Le *maillot moderne* n'est pas un maillot, c'est un petit pantalon de toile large qui se ferme avec des boutons et qui est ajusté au-dessous des bras. Les bras et les jambes seront toujours libres, les jambes recouvertes de bas en tissu de laine douce tricotée et les pieds chaussés de chaussons de laine. Se souvenir que le froid est l'ennemi de l'enfant. Une chemisette, une brassière, un fichu en toile blanche croisé sur la poitrine finiront l'habillement du bébé. Il ne portera pas de coiffure à la chambre, qui doit toujours être tenue à une température de 20° à 25°, seul un petit chapeau léger sera toléré pour les sorties. Une longue robe blanche de flanelle recouvrira le tout, mais elle n'est pas indispensable ; c'est un vêtement de luxe. Les rideaux du lit seront des plus sommaires, légers, pour éviter les poussières et les impuretés que pourraient déposer sur la figure du nouveau-né les mouches et autres bestioles porteuses de germes.

Le cordon ombilical a été sectionné par la sage-femme ; il faudra, tous les jours, faire un petit pansement simple après avoir touché la surface de section avec un peu de teinture d'iode ; on se servira d'un carré de gaze aseptique trouée dans son milieu, le cordon traversera le trou et la gaze sera repliée sur le cordon et bouché par une compresse propre et un petit bandage. Le cinquième jour le cordon tombera, et l'enfant fera sa première sortie tenu couché sur les bras, mais non assis, la colonne vertébrale est encore trop faible et ne peut soutenir le bébé.

Le bébé sera rechangé et lavé toutes les fois qu'il se sera sali. L'enfant crie, il doit crier, dit Pinard, il avertit sa nourrice qu'il a froid, qu'il a trop chaud ; il faut se garder pour le calmer de lui donner un *suçon* avec lequel il avale de l'air et qui peut amener les accidents de l'*aérophagie*.

On laissera l'enfant se débarrasser des mucosités de la naissance et de son méconium (matière gluante de l'intestin) et on ne lui permettra le sein que vingt-quatre heures après sa naissance. Il n'a besoin de rien jusque-là.

Du lait et de l'allaitement

La mère doit allaiter son enfant. La mère a toujours du lait, 98 % peuvent nourrir leur enfant.

Les 2 % qui s'abstiendront devront faire l'allaitement artificiel plutôt que d'aller chercher une nourrice mercenaire : 1° parce qu'on n'a pas le droit de priver l'enfant du pauvre du lait de la mère pour le donner à un riche ; 2° parce que la mercenaire, surtout si elle est éloignée de la famille du nourrisson, le soignera généralement mal. Les puériculteurs préfèrent l'allaitement artificiel ou mixte à l'allaitement d'une mercenaire.

Le lait de la mère est un aliment de premier ordre parce qu'il arrive aseptique dans la bouche de l'enfant. Malgré la perfection de cet aliment, il faudra régler les tétées. Pourquoi ? Parce qu'il ne faut pas introduire du lait nouveau dans l'estomac de l'enfant avant que le lait d'une tétée antérieure ne soit digéré et l'estomac vide. Les rayons X nous ont appris qu'il fallait trois heures au lait pour être digéré. Donc l'enfant pourra téter toutes les trois heures.

L'allaitement maternel, qui est la perfection même, n'a pas besoin d'être surveillé. Mais si l'allaitement doit être fait par le lait d'un animal, il y a bien des questions à considérer :

1° Les puériculteurs prétendent que le lait d'ânesse est le meilleur parce qu'il se rapproche le plus, par sa composition, du lait de femme ; l'usage de ce lait n'est pas pratique dans la région comtoise, car les ânesses sont rares ;

2° Le *lait de chèvre est très bon ;* on dit que la chèvre est réfractaire à la tuberculose, grâce à l'acide hircique qui donne l'odeur du bouc, mais ce lait a un danger :

la chèvre peut donner la fièvre de Malte, affection due à un *micrococcus* spécial ;

3° Il reste la vache, source abondante de lait, puisqu'une vache peut donner dix litres de lait par jour. On pense d'habitude qu'il faut couper le lait de vache avec de l'eau parce qu'il est trop gras. Ceci est une affaire de doigté et de surveillance. Si le bébé digère bien avec du lait non coupé d'eau, pourquoi le baptiser ; il ne se nourrit pas avec l'eau mais avec le lait, et, si l'on achète le lait, il est peut-être déjà baptisé ! Mais ce qu'il ne faut pas oublier, c'est de faire bouillir le lait, qui bout à 101 degrés ; ce moyen tuera tous les microbes. Mais il faut savoir faire bouillir le lait. La peau qui le recouvre au moment où le lait se sauve s'appelle la frangipanne, elle doit être crevée et le lait ne sera réellement stérilisé que lorsque le lait aura bouilli sous la frangipanne pendant une ou deux minutes seulement.

On ne saurait trop recommander la propreté dans les différentes manipulations du lait. Il faut laver le pis de la vache, il faut que les mains de ceux ou de celles qui font la traite soient lavées et propres, il faut que le récipient soit immaculé, que pendant le transport le récipient soit couvert... Un point important, c'est de ne pas laisser séjourner pendant le moment de la traite les vases de lait à l'écurie, ni dans la cuisine, généralement voisine de l'étable.

Sans parler des immondices qui peuvent tomber dans le lait, il faut savoir que, comme les fruits, le lait respire ou plutôt absorbe les odeurs, et tel lait qui aura séjourné dans une pièce dans laquelle se fait sentir l'odeur de l'écurie sentira lui-même le purin.

Pour fixer l'attention sur la propreté excessive que l'on doit apporter à la manipulation du lait destiné aux nourrissons, il faut se rappeler que Lesage a démontré que, deux heures après la traite, il a trouvé par centimètre cube de lait neuf mille bactéries, après vingt-quatre heures cinq millions !

Le meilleur des biberons est une simple bouteille de verre stérilisée sur laquelle on ajuste une tétine en caoutchouc à soupape. Le biberon du Parfait Nourricier est excellent, le biberon à tube est mortel !

Comment fera-t-on boire le nourrisson ? Par vingt-quatre heures il faudra, dans le premier mois, faire prendre sept cents grammes de lait en huit tétées ; puis, tous les mois, augmenter de vingt grammes pour arriver progressivement, au neuvième mois, à faire prendre au nourrisson mille grammes en cinq tétées. A neuf mois, l'enfant tient le litre... de lait.

Le premier lait que donne la mère à l'enfant n'est pas complet : il est laxatif ; on l'appelle le *colostrum*. C'est lui qui, agissant comme purgatif naturel, chasse le *méconium*.

Il est évident que, dans les premiers jours, la dose variera de quinze à quatre-vingt-dix grammes par tétée.

Donc il faut donner le lait de la mère d'abord, le lait de l'animal ensuite, et n'avoir recours aux farines lactées, au lait condensé qu'en désespoir de cause. Les phosphatines ne seront données qu'au moment du sevrage ; il faut aussi, autant que possible, s'en passer : elles sont trop nourrissantes, ce sont presque des médicaments qu'il faut réserver aux enfants chétifs et malades. Rien ne vaut le lait frais, parce qu'il est vivant.

La meilleure nourrice, mère ou mercenaire, est celle de 35 à 40 ans ; la brune a un lait supérieur en qualité à la blonde ; elle doit être propre, de bonne constitution, avoir de belles dents et, si c'est une mercenaire, avoir un bel enfant et être jolie. Elle sera propre, prendra des bains, des ablutions, ses mamelles seront grosses, tendres, et présenteront, à la superficie de leur peau, une belle vascularisation. Elle sera bien nourrie, de nourriture variée : viandes, légumes, farineux, eau rougie ou bien faiblement alcoolisée. La nourrice s'abstiendra d'alcool, de thé, de café, de liqueurs, d'asperges, surtout d'artichauts, choux, oignons. Elle vivra au grand air et se livrera aux promenades et exercices modérés. Pour éviter la gerçure des seins, la nourrice, avant et après chaque tétée, essuiera le mamelon avec un linge aseptique, elle évitera ainsi les maladies de la première enfance. La maladie qui tue le plus de nouveau-nés est sans contredit la gastro-entérite, due à une alimentation défectueuse.

Un enfant doit se mouiller et se salir tous les jours ; il faut qu'il ne soit ni constipé ni pris de diarrhée. Quand les selles deviennent vertes, il faut faire attention, l'enfant va tomber malade. Il y a bien des formes de gastro-entérites, depuis la diarrhée simple à la gastro-entérite qui tue. De couleur jaune d'or, les selles deviennent vert-gris, le ventre se ballonne, les matières sont écumeuses. C'est pendant les mois de juin, juillet, août qu'il faut surveiller l'alimentation de l'enfant. Le premier remède est de supprimer l'alimentation et, pendant un ou plusieurs jours, suivant le cas, il faudra imposer la diète hydrique. L'eau devra être pure et, s'il est possible, pour éviter l'eau bouillie, qui est lourde, il faudra se procurer l'eau de Vals Perle, n° 1.

Les maladies qui sont sur la même ligne que la gastro-entérite sont le rachitisme et l'athrepsie. Toutes ces entités morbides proviennent de la mauvaise alimentation ou de l'alimention insuffisante.

Les enfants, quelque temps après la naissance, présentent sur la tête une crasse que les paysans appellent la *roufle;* ils prétendent qu'il faut la respecter, que c'est le fumier de la chevelure. Cette crasse, amas de desquamations du cuir chevelu et de son hypersécrétion, doit être enlevée avec un peu de vaseline étendue sur toute la tête et du savon. La tête de l'enfant doit être propre comme sa figure. L'enfant ne doit avoir ni crasse sur la tête, ni feux de lait sur la figure, feux qui ne sont que de l'*impétigo*, c'est-à-dire maladie qui, avec la crasse de la tête, engendre les poux.

Metchnikof a trouvé dans la diarrhée infantile, dite *diarrhée verte*, le *Proteus vulgaris*, agent d'infection et de dissémination. Les mouches peuvent le transporter; il suffit de signaler ce mode d'infection pour l'éviter en partie.

En Amérique, dans la République Argentine, la vente du lait est réglementée, et le Nouveau-Monde, grâce à une police sévère et à des lois draconiennes contre les fraudeurs, peut se vanter d'avoir les meilleurs laits du monde entier.

L'enfant qui vient au monde pèse en moyenne 3 kilogr. 500 ; pendant le premier trimestre, il gagnera vingt-cinq grammes par jour ; il perdra ensuite de son poids, puis il grandira et grossira. Il faut peser l'enfant tous les jours. L'enfant nouveau-né atteint une longueur de 50 centimètres à sa naissance ; il grandira rapidement de quatre centimètres le premier mois, puis ce sera de trois, deux, un dans la suite. Le nourrisson dormira douze heures sur vingt-quatre. Il ne sera pas sorti avant que le cordon ombilical ne soit tombé. Il sera vacciné dans les premiers jours si l'on veut, peu importe la saison, même en temps d'épidémie. A 6 mois ou 8 mois sortira la première dent; ce sera d'abord deux incisives en bas et deux en haut, et, au dix-huitième ou vingtième mois, il aura ses vingt dents de lait. A 5 ans pousseront les premières grosses molaires ; à 13 ans les deuxièmes grosses molaires et à 25 ans les dents de sagesse.

A 8 ans, les incisives médianes tomberont, à 9 ans les latérales, à 10 ans les premières petites molaires, à 11 ans les deux autres petites molaires, à 12 ans les canines. De 6 ans à 13 ans, l'enfant souffrira de ses dents. Chaque crise dentaire est une cause de danger : entérite, diarrhée, convulsion.

La convulsion est l'affection qui affole les parents. Que faire ?

Dégrafer l'enfant, le placer nu sur un lit et le flageller sur tout le corps avec un mouchoir mouillé d'eau froide. Pendant ce temps, préparer un bain sinapisé, vider le rectum avec un lavement purgatif et aller chercher le médecin.

Ne jamais se servir de hochet et de bâton de guimauve, c'est une pratique dangereuse ; ne pas inciser les gencives pour favoriser la sortie des dents, il faut craindre l'infection ; l'incision sera faite en cas de nécessité absolue.

Le sevrage se fera progressivement, en cinq semaines.

« Le bébé, dit Pinard, marchera quand il pourra, en rampant, à quatre pattes ; c'est vers le douzième ou le quinzième mois que les os des jambes seront assez forts pour le soutenir. »

A 18 mois, il prononcera quelques mots, mais à sa façon. Les garçons parlent plus tardivement que les filles. On a vu des enfants ne parler qu'à 3 ans.

L'enfant marche, il prononce quelques mots, il a déjà quelques dents, la période de la première enfance est terminée.

Seconde enfance

La seconde enfance commence à la fin de la deuxième année pour finir à la fin de la douzième. Ensuite arrive l'adolescence de 12, 15 à 20 ans.

Autant que possible, il faut pratiquer l'élevage des enfants, pendant cette période, dans la liberté de l'état sauvage. Jusqu'à 3 et 4 ans, les sexes seront confondus ; à partir de ce moment, on habillera le bambin en petit homme : vêtements larges, souliers larges, gilet de flanelle dans nos climats, ceinture de flanelle pour protéger le ventre. Bains légèrement tièdes, frictions à l'eau de Cologne. Il est un principe qu'il ne faut pas perdre de vue : de peur de décoller les épiphyses, de fracturer les clavicules ou de luxer les épaules, éviter de *soulever les enfants de terre.* En les soulevant par la tête, on peut déterminer une mort subite par traction sur le bulbe.

Il faut surveiller les jouets, qui sont souvent colorés avec des sels de plomb, mercure, céruse. Souvent l'enfant fait pénétrer des haricots dans ses oreilles, dans son nez, ou avale des pièces de monnaie. Est-il besoin de dire qu'à cet âge la surveillance doit être continue ?

Nourriture dans la deuxième enfance. — L'enfant ne sait pas mâcher. On donnera soupes, purées, bouillies, lait, œufs. C'est l'évolution de la dentition qui doit fixer sur l'alimentation de l'enfant ; il ne faut pas que les parents se laissent attendrir en laissant manger toutes sortes de choses malsaines.

Avant 7 ans, on intéressera l'enfant en lui faisant voir des images, en favorisant ses penchants naturels, et, à 7 ans, il entrera à l'école. Dans la famille, il faudra réprimer cette tendance à la cruauté que l'on rencontre chez la plupart. « Cet âge est sans pitié », a dit le fabuliste. Il faudra les corriger quand ils feront souffrir les chiens, les chats ; il faut leur faire comprendre que les animaux sont, comme eux, des êtres qui ressentent la joie et la douleur. Il faut être juste, mais sévère, dans l'éducation. On évitera le surmenage, surtout chez les enfants délicats, prédisposés à la tuberculose.

Un enfant élevé dans ces principes ne doit jamais être malade ; il arrivera sans peine à l'âge de virilité et sera robuste de corps et d'esprit.

Voilà l'enfant à l'école ; il appartient aux maîtres, et l'hygiène à l'école relève de la pédagogie. Les grands principes de l'hygiène générale doivent être appliqués : l'enfant ne sera pas surmené, les leçons ne seront pas trop longues, on évitera, par des visites de tête, la pédiculose, les teignes, l'impétigo, la pelade, etc. On donnera des bains tous les quinze jours au moins. Toutes ces précautions doivent être prises par le directeur de l'école.

Ces données générales et concises de puériculture se résumeront en quelques préceptes du professeur Pinard qui sont les suivants :

APHORISMES DE PUÉRICULTURE

Un enfant sain ne doit jamais être malade.

L'allaitement normal chasse l'entérite.

L'allaitement anormal voue l'enfant à la mort.

Le réglage des tétées est la santé de l'enfant.

Le nourrisson ne prendra que du lait.

La femme a du lait quand elle veut, 98 %.

Le lait de la mère appartient à son enfant exclusivement.

Le sevrage sera progressif.

QUATRIÈME PARTIE

DES PREMIERS SOINS A DONNER AUX MALADES ET AUX BLESSÉS

La première chose à faire, quand il y a un malade ou un blessé à la maison, c'est d'aller chercher le médecin ; car il faut craindre, quand il s'agit de la vie d'un de ses semblables, de lui nuire soit par ignorance, soit par maladresse : *primo non nocere*, « d'abord ne pas nuire ». Il vaut mieux ne rien faire que de faire du mal.

Il est cependant quelques notions à la portée de toutes les intelligences qui permettront à chacun de soulager le blessé ou le malade en attendant l'homme de l'art.

Les premiers soins, les secours les plus urgents sont ceux que l'on peut être appelés à donner aux noyés, aux empoisonnés, aux électrocutés et aux asphyxiés de tous genres. Les asphyxiés sont, en effet, de plusieurs espèces. Depuis le noyé banal à l'asphyxié par l'oxyde de carbone, il y a toute une série d'accidents provoqués par la suppression brusque ou lente de l'air respirable, nécessaire à l'entretien de la vie.

Voici la conduite à tenir en présence de ces différents genres d'asphyxie.

Asphyxie par submersion (noyés)

On dépouille rapidement le noyé de ses vêtements en les coupant, on le couche sur le dos, un peu tourné sur le côté droit. On enlève à l'aide d'un linge fin les mucosités qui enduisent la bouche ; on penche la tête légèrement, en ayant soin d'écarter les mâchoires pour faire écouler les liquides muqueux qui encombrent la trachée ; la coutume populaire de suspendre le noyé par les pieds est barbare et n'offre aucune utilité. On réchauffe le noyé avec des briques, des couvertures chaudes ou des frictions énergiques avec un linge de flanelle imbibé d'alcool ou d'un liniment ammoniacal.

On place sous le nez du noyé un flacon de vinaigre radical ou d'ammoniaque étendue ; on pratique la respiration artificielle, combinée avec les tractions rythmées de la langue ; au besoin, si ces moyens échouent, on fait l'insufflation de l'air dans les poumons, soit de bouche à bouche, soit à l'aide d'un tube laryngien, d'une sonde en gomme ordinaire. On chatouille les narines et la luette, on applique le marteau de Mayor, enfin l'électricité (une électrode au cœur, l'autre à la nuque), pouvant réveiller les contractions du cœur et du diaphragme, doit être également employée.

Si le noyé semble en état de syncope : faire des injections d'éther, de caféine, faire des inhalations de nitrite d'amyle. Si, d'après l'aspect du corps, on pense plutôt à une congestion cérébrale, mettre des sangsues à la nuque et derrière les oreilles, saignée, sinapismes aux membres inférieurs, glace sur la tête, lavement purgatif.

Tant que le noyé n'a pas repris connaissance, éviter de le faire boire.

Lorsque l'on soupçonne un encombrement de l'estomac par l'eau absorbée et que le noyé respire librement, on peut donner un vomitif (ipéca et tartre stibié).

Remarque importante : il ne faut pas se lasser trop tôt de donner des secours à un noyé, car le retour à la vie peut se faire attendre pendant plusieurs heures, ni désespérer de sauver un submergé qui est resté plus d'une heure dans l'eau.

Asphyxie par strangulation (pendaison)

On coupe le nœud. On enlève les vêtements en les coupant ; on pratique une saignée à la jugulaire ou une application de sangsues derrière les oreilles. On cherche à rétablir la respiration soit par les tractions rythmées de la langue et la respiration artificielle, soit par l'application du marteau de Mayor ou de l'électricité. Faire des injections d'éther et de caféine.

Si le malade revient à la vie, donner des boissons cordiales, maintenir de la glace sur la tête et donner un lavement purgatif.

Asphyxie par l'acide carbonique ou l'oxyde de carbone

Ces gaz sont produits soit par la combustion du charbon, soit par la fermentation dans les cuves à bière ou à vin, fours à chaux.

Soustraire le malade aux causes d'asphyxie, le placer sur un lit, la tête et la poitrine élevées, dans une pièce bien aérée dont les fenêtres sont largement ouvertes. Asperger le visage d'eau froide vinaigrée, faire sur tout le corps des frictions avec de la flanelle sèche ou imbibée d'eau-de-vie camphrée ou d'eau de Cologne. Chatouiller les fosses nasales, ou placer sous le nez du malade un flacon rempli de vinaigre radical ou d'ammoniaque étendue. Faire administrer un lavement d'eau salée ou vinaigrée. Respiration artificielle, tractions rythmées de la langue, insufflations d'air. Appliquer l'électricité. Au besoin saignée au bras ou à la jugulaire. Ne pas se lasser, car le malade est souvent long à revenir à la vie ; lorsque ce résultat heureux se produit, donner des potions cordiales, faire quelques injections d'éther et de caféine ou de sérum artificiel.

L'oxyde de carbone est un véritable poison, dangereux parce qu'il n'a pas d'odeur. Sa présence dans une pièce ne peut être révélée que par un oiseau en cage, qui meurt lorsqu'il en respire. L'oxyde de carbone étant plus léger que l'air, la cage doit être fixée au plafond.

Asphyxie par le gaz d'éclairage, des fosses d'aisances et des égouts (hydrogène proto-carboné, bi-carboné et sulfuré)

Soustraire le malade aux causes d'asphyxie et l'exposer au grand air, la tête et la poitrine élevées, et employer les mêmes moyens généraux décrits dans le traitement de l'asphyxie par l'acide carbonique. La seule indication spéciale est l'emploi de la *compresse chlorée* (compresse de toile pliée en quatre, trempée dans du vinaigre et fortement saupoudrée de chlorure de chaux) que l'on place sous le nez de l'asphyxié; on peut lotionner légèrement les narines avec une dissolution étendue de chlore, de chlorure de soude ou de chaux.

Asphyxie des nouveau-nés (mort apparente)

A l'aide du doigt introduit dans la bouche et jusqu'au pharynx, on enlève les mucosités. On flagelle le dos et les fesses de l'enfant ; on frictionne énergiquement le dos avec un liquide alcoolique quelconque en tenant l'enfant par les pieds, la tête en bas. On donne un bain chaud sinapisé. On pratique la respiration artificielle combinée avec les tractions rythmées de la langue ; on tente l'insufflation de l'air dans les poumons, de bouche à bouche ou à l'aide du tube laryngien de Chaussier ou d'une sonde en gomme. Au besoin on applique l'électricité (un pôle fixé sur la région dorsale, l'autre promené alternativement sur les deux côtés de la poitrine.) Si, au bout d'une demi-heure de soins, on ne perçoit pas les bruits du cœur, tous les efforts seront vains, car la mort est certaine.

Asphyxie par suffocation

Provient d'être enfermé dans un buffet, sous un édredon, de se trouver entre deux matelas, etc. Ce genre d'asphyxie est rapide et détermine la mort avec des lésions spéciales (ecchymoses sous-pleurales). Même traitement que pour les autres genres d'asphyxie.

Empoisonnements les plus fréquents

Il arrive, à la campagne comme ailleurs du reste, que, par imprudence, par inattention, on avale une substance toxique. Quelle sera la conduite à tenir ?

Il faut se rappeler que la première chose à faire, quand on n'a pas de vomitif sous la main (émétique, 5 centigrammes), c'est d'enfoncer son doigt au fond de la bouche et titiller la luette pour provoquer le vomissement ; ensuite, si l'on suppose que le poison est déjà dans l'intestin, il faut donner un purgatif d'huile de ricin, 50 grammes, puis le contre-poison si on le connaît.

Dans presque tous les empoisonnements, on peut administrer, sans crainte, l'eau albumineuse. le lait, la magnésie dans l'eau.

Contre les acides, l'eau de chaux, l'eau de savon. L'acide oxalique cause souvent des empoisonnements par erreur : eau de savon, eau de Vichy, lait.

L'arsenic : vomissement, sesquioxyde de fer dilué dans l'eau. Contre l'ammoniaque, avalé souvent par erreur, boire de l'eau vinaigrée.

On a vu avaler un collyre à l'atropine ; l'atropine est un poison très dangereux (mydriase, délire) ; contre-poison : café vert en infusion, opium. Les enfants mangent souvent des baies de belladone ; l'atropine est l'alcaloïde de la belladone.

Le charbon végétal pilé, pulvérisé, peut s'appliquer à tous les cas d'empoisonnements ; il est inoffensif. Dans les cas de prostration, donner du café noir.

Empoisonnements par les champignons

Si l'on désire consommer sans danger des champignons, il est indispensable d'apprendre à les connaître, à connaître surtout les espèces comestibles les plus communes de la région que l'on habite. D'autre part, il faut savoir qu'en somme il n'y a pas plus de trois ou quatre catégories de champignons mortels.

D'après Guignard, professeur à l'Ecole de pharmacie de Paris, et Guéguen, c'est presque toujours la même espèce, 98 %, qui tue : l'Amanite phalloïde ou Amanite bulbeuse ou Oronge ciguë. Les autres espèces mortelles s'appellent Amanite citrine ou Amanite *mappa*, et la Volvaire élégante. Guéguen a décrit ces espèces.

Ces trois espèces tuent parce qu'elles contiennent un poison terrible nommé *phalline*. On ne lui connaît pas d'antidote ; la phalline détruit les globules du sang et provoque la mort par une asphyxie lente et irrémédiable.

Les champignons dangereux, mais non mortels, sont l'Amanite panthère, l'Amanite tue-mouches ou fausse Oronge, la Lépiote brunâtre, etc.

Les champignons mortels, à phalline, n'empoisonnent que douze heures après l'absorption ; les champignons dangereux, à muscarine, empoisonnent deux ou trois heures après l'absorption. La muscarine est vomitive et la guérison survient après trois jours.

Traitement. — Lavements huileux laudanisés, purgatifs répétés, lait et tisanes diurétiques. Quelques gouttes (30) d'acétate d'ammoniaque dans les tisanes (esprit de Mendererus).

Morsures de chien

S'il est suspect de rage, aller à l'Institut Pasteur ; dans tous les cas, badigeonner les plaies avec de la teinture d'iode. Fer rouge sur les plaies.

Morsures de vipère

Fer rouge sur la plaie. Lier le membre au-dessus de la morsure et, le plus tôt possible, faire une injection de sérum antivenimeux de Calmette, qui se trouve dans toutes les pharmacies.

Piqûres de mouches, moustiques, guêpes, abeilles

Serrer, faire saigner pour faire sortir l'aiguillon, puis appliquer de la teinture d'iode, du formol.

Poussière de chaux

La poussière de chaux a pénétré dans les yeux ; laver immédiatement avec de l'eau sucrée.

Blessés

Placer le blessé sous un abri, abri de fortune si l'accident s'est produit sur la route ; le préserver du froid, de l'humidité, de la grande chaleur, et ne *toucher aux régions blessées que s'il y a nécessité absolue*, c'est à-dire hémorragie. Lui faire boire un peu d'eau pure ou coupée de vin. Agir sans s'affoler, écarter les personnes étrangères, ne pas manifester l'impression mauvaise que l'on peut ressentir et qui peut être perçue par le blessé.

Ecrasement d'un membre

Arrêter l'hémorragie s'il y a lieu. Envelopper le membre d'une épaisse couche d'ouate hydrophile ; serrer avec une bande de bas en haut. Infusion de thé, café, en attendant le médecin.

Contusions

Appliquer des compresses d'eau pure additionnée d'alcool camphré, d'eau blanche.

Plaies

Il faut que le panseur se lave et se brosse les mains et les ongles après s'être lavé au savon. Si possible, passer les mains dans une solution de sublimé au 1/100e. Laver la plaie avec cette même solution sans y avoir trempé les mains ; débarrasser la plaie de la terre, pierres, corps étrangers, la couvrir de gaze phéniquée et l'envelopper d'ouate hydrophile fixée par une bande.

Fractures — Luxations — Entorses

Placer le membre dans la situation la plus commode pour le blessé. Eviter les mouvements, les secousses.

Pour les bras, les appliquer sur la poitrine et les fixer avec une écharpe, mouchoir, pliée triangulaire et attachée au cou. Pour les jambes, fixer la jambe atteinte contre l'autre avec des bandes en attendant le médecin.

Pour l'entorse, la foulure, appliquer des compresses d'eau alcoolisée après avoir préalablement plongé l'articulation dans un bain d'eau chaude à 40°.

Quand une plaie saigne, il faut appliquer sur elle des tampons d'ouate hydrophile, les maintenir serrés avec une bande solide et propre.

Syncopes

C'est le sang qui abandonne le cerveau. Desserrer les vêtements, coucher le malade par terre horizontalement, frictionner la région du cœur énergiquement, réchauffer le malade, projeter de l'eau fraîche au visage, lui faire respirer de l'éther. Ne pas faire boire le malade tant que la connaissance n'est pas revenue. Si le visage est rouge, violacé, se défier : il pourrait y avoir congestion cérébrale ou pulmonaire. Alors froid sur le front, sinapismes aux cuisses.

Insolations

Placer le malade à l'air frais, lotions froides sur la tête, boissons froides et non alcooliques à l'intérieur.

Brûlures

S'il y a des cloques, les respecter ; couvrir d'ouate, mettre les brûlures à l'abri de l'air. On peut cependant percer simplement la cloque avec une aiguille préalablement flambée, mais il ne faut pas l'arracher.

Crachements de sang

Placer le malade sur le dos, la tête légèrement élevée ; lier les quatre membres à leur racine avec un mouchoir ou une bande.

Saignements de nez

Bourrer les narines avec de l'ouate hydrophile ; irrigations d'eau chaude à 40°.

Corps étrangers dans l'œil, escarbilles

Soulever la paupière supérieure avec le pouce et l'index droit.

Avec l'index gauche remonter la paupière inférieure sous la supérieure et lâcher le tout. Les cils inférieurs vont balayer le corps étranger. Si ce procédé ne réussit pas, le corps est implanté dans l'œil ou la cornée : c'est au médecin d'agir selon les règles de l'art.

Accouchements

Il peut arriver qu'une femme accouche sans sage-femme. Que faire ?

Amener doucement l'enfant sur une serviette, couper le cordon entre deux ligatures situées à huit centimètres du nombril de l'enfant, recouvrir de gaze ou d'une compresse de linge propre.

Constipation, coliques

Cataplasmes laudanisés ; une cuillerée à café d'élixir parégorique. Quelques gouttes d'éther sur du sucre. Lavement d'eau salée : sel, 40 gr.; eau, 300 gr.

Diarrhée

S'il y a diarrhée, six gouttes de laudanum dans une cuillère à soupe d'eau ; lavement d'amidon. Eau de riz.

Tout ménage, à la campagne surtout, doit avoir les médicaments les plus urgents et les appareils les plus rudimentaires en cas d'accident.

Bandes de toile longues de deux à trois mètres, larges de cinq centimètres ; gaze phéniquée, deux ou trois paquets ; ouate hydrophile, deux ou trois paquets de 125 gr.; cahier de Papier Balme pour faire une solution de sublimé ; un mètre de sparadrap des hôpitaux ; un coussin carré, large de 40 centimètres de chaque côté, bourré de balle d'avoine et se repliant en son milieu comme un livre, ce qui permettra de placer une jambe fracturée dans le milieu du coussin et de la contenir avec des sangles passées dessous.

On ajoutera, pour compléter cet arsenal de campagne :

100 grammes de feuilles de séné (12 gr. en infusion pour purge ou lavement) ; feuilles d'oranger, de camomille ; extrait de Saturne pour faire de l'eau blanche à la dose d'une cuillerée à soupe pour 100 gr. d'eau ; laudanum, 20 gr., quelques gouttes pour les coliques, à prendre dans un peu d'eau ; éther sulfurique, 50 gr.; teinture d'iode, 50 gr. ; vaseline, un pot de 30 gr. ; épingles de sûreté, une boîte ; sinapismes Rigolot, une boîte ; 10 cachets de pyramidon à 30 centigrammes pour calmer la névralgie.

Tels sont les substances et petits appareils qu'il faut posséder dans une maison pour parer au danger le plus pressant en attendant le médecin.

BESANÇON, IMPRIMERIE J. MILLOT ET Cie

www.ingramcontent.com/pod-product-compliance
Ingram Content Group UK Ltd.
Pitfield, Milton Keynes, MK11 3LW, UK
UKHW020327250726
13967UKWH00004B/1908